癌症不是病

它是身体的一种
疗愈机制

欧亚非多国政要的健康顾问

［美］安德烈·莫瑞兹（Andreas Moritz）——著

皮海蒂——译

C|S 湖南人民出版社·长沙

特别声明

在本书中，作者安德烈·莫瑞兹对于癌症并未主张任何一种特定的治疗方式。但他相信，对希望改善自己健康状态的读者来说，本书中的事实、数据和相关知识都是应该被大家认知的。

作者尝试对本书的主题内容提供一个深入的、正确的、完整的解释。因此，书中引用的参考数据，若有缺陷和不准确之处，作者及出版社将诚心接受您的批评和指教。

另外，本书所提及的医疗方法并不试图取代现有的主流医疗手段。书中所有的陈述都是以作者自身的见解和理论为基础的。读者在饮食、营养、用药以及采取任何其他治疗方法之前都应向医疗执业人员咨询，并根据自己的谨慎判断做出最后决定。同样，在停止任何治疗方法之前也应如此。在本书中作者并未试图向读者提供任何医嘱或相关替代建议。

出版社特别声明：读者在采用本书中提到的任何特定治疗手段和药方之前，应根据自己的判断酌情处理或向相关医疗人员咨询。

导读一

癌症不是病

西方医学发明和派生了很多癌症病名,比如:脑癌、血癌、舌癌、喉癌、食道癌、甲状腺癌、淋巴癌、肺癌、前列腺癌等等。光看这些名字就足以对人产生强大的震慑,西方医学因此显得非常渊博和科学,给人一种一切皆在掌握之中的感觉。

但是一旦将病理落实到治疗手段与治疗方法上,西方医学的"无助性特征"便或多或少会显现,面对如此纷繁复杂、稀奇古怪的癌症,西医只能依靠有限的方式解决处理。

一、传统疗法——手术,用手术刀切除癌变组织;

二、化学疗法——化疗,用化学药物杀灭癌变组织;

三、原子疗法——放疗,用放射性射线攻击并杀死癌细胞。

如果患者死亡,西医会将原因归结为"癌症是不治之症";如果患者的身体素质硬朗,挺过以上治疗后发现肿瘤变小或暂时"消失"，医生将告诉患者"治疗很成功"。若过后肿瘤又长出来了，他们便将其称为"复发"；如果在别的地方发作，则称为"转移"。西医对治疗手段的描述，无论如何都是"成功"的，一旦出现不良状况，则是患者自己的原因，与治疗方式无关。而癌症为什么会"复发"和"转移"，则不是西医关注的重点。西方医学专家们勤奋、努力地一次次投入与癌症的"战斗"，最终效果却往往归于未知。而治疗癌症高昂的费用则常使得患者倾家荡产、人财两空。

如果有一个人跟你说，癌症不是病，它是一种身体的自我疗愈机制，甚至连疾病也只不过是个假相！你会怎么想？本书作者莫瑞兹一再提醒人们：相信身体，它天生具有内在智慧和治愈能力，只有转变观念，才能从"癌症受害者"转变为"健康创造者"。

成年人每天都有大量细胞死亡，其中有一部分就是癌细胞。可以说，是人都有癌细胞。成年人每天会产生几百万个癌细胞，因此，有癌细胞不必恐慌。恐慌只会增加心理压力，影响新陈代谢，造成内分泌紊乱、免疫力降低，导致更多正常细胞突变。

癌细胞的生长和灭亡与正常细胞无异，犹如天空中有云朵在漂浮般自然。肿瘤为什么会愈来愈大？如果人体的代谢、内分泌、免疫力正常，癌细胞会自然消亡，反之，癌细胞就会堆积，肿瘤愈来愈大。因此，肿瘤是长期（3～5年）全身病态的积累，即患者长期不良心态、阴暗心理、无规律作息、随意生活习惯或生活环境恶化的累积，集中表现在肿瘤突变上。

如果有癌症不治疗会怎样？尸体解剖显示，33%的男性有前列腺癌，却只有1%的人死亡。而化疗效果并不如传说中好，澳洲癌症中心的调查显示，22个成人恶性肿瘤中，化疗后5年的存活率在澳洲是2.3%，美国是2.1%。如果不化疗或许生存率会更高，这对60岁以上人群极具参考意义。

难道癌症真的不用治疗？答案是："完全不化疗可能会比接受化疗有更高的治愈率。"现代西医的医疗行为，包括手术、化学药物治疗、放射性治疗等，在治疗的同时不可避免地会对身体产生副作用，这或许也是导致病人死亡的原因之一。癌症要治，但不一定首先选择手术，癌症治疗的第一步应该是调整情绪、纾解压力，做到洁净饮食。通过手术将毒素剔除为何不好？这就犹如商场发生劫持人质事件，匪徒、被害者、无关人员、警察、保安等混杂一起，怎样处置？手术治疗就如将罪犯与其他人员全部剿灭，而正确的方法应当是有针对性地和平解救现场，再进入相应程序。

现代西医治疗可能导致许多人无法从手术后恢复。正常人都不愿开膛破肚，手术在一定程度上面临着未知风险。而且随后的放疗、化疗可能会通杀各种细胞，加剧身体的不确定性。很多人完全不知道，真正致命的是毒素及肿瘤成长的病态环境，不是癌细胞本身。如果今天将肿瘤去除，而身体原先的问题还在持续，癌症还是会复发。因此，关键问题不在切除，而在于患者的生活有什么问题？患者是否察觉这些问题？如果非手术不可，那就要弄清楚这个人的诸多问题会不会因手术而纾解。很多人手术后，病情反而变得更严重。

据统计显示，手术后患者的五年存活率非常低。不手术治疗不一定意味着死亡，生活质量也不会大打折扣。除非肿瘤过大，对身体已经产生了障碍。即便如此，患者也要改变原先不良的生活习惯，早睡早起、洁净饮食、放松心态、对人不怒、亲近自然、想快乐事，这才是面对癌症最好的状态。

癌细胞突变的真相是，肿瘤本身含有的癌细胞并不多，不是导致患者死亡的主因，盲目的医疗行为或许才是致死的主因。以切除子宫肌瘤为例，切除后复发率高居不下，虽说身体没有即时的危险，却为日后埋下巨大隐患。许多癌症，西医经常感到束手无策。以骨癌为例，医生拆不掉身体所有的骨头，于是只能放弃。

任何肿瘤如果不开刀，就要进行放疗或化疗，这些治疗方法一定程度上摧残了人体的免疫系统，伤害不可小觑。

研究发现，身体代谢变好，癌症也会随之转好。身体的代谢功能、免疫功能、排毒功能，才是应该加强的重点，它能让人避免身体的阻塞、毒素的累积。曾经一些医疗案例显示，即使癌症已经全身转移，西医已经放弃，但患者仍存在治愈的机会。真正的医生是我们自己的免疫功能。癌细胞不是致死的主因，身体各个系统和器官累积大量致癌因素的整体体质，才是问题的关键。

将癌细胞当作"坏分子"或许不是明智之举。用"切、烧、割、放射、下毒"等方式对待这些所谓"坏分子",都是对患者的不理智。真正的问题在于究竟是什么让身体容忍了肿瘤的滋生和蔓延。关键原因之一是饮食,大量的肉类、鱼、牛奶、蛋类的摄入,还有其他诸多因素在综合起作用,导致身体全面癌化。

怎样预防癌瘤?应当如何对待癌症?安德烈·莫瑞兹下面的这些回答,相信能够帮助您快速了解癌症、甚至疾病的真相。

问:我们都有癌症吗?

答:是的。它也是身体的运作结果之一。

问:癌细胞是身体自动产生的吗?

答:是的,人体细胞每时每刻都在产生与更新,其中有1%～10%是癌细胞。

因此,有癌细胞并不需要过度恐慌,恐慌是一件非常不明智的事情,只会让您徒然增添不必要的压力,压力会使得毒素更加集聚,身体便要产生更多的癌细胞来处理毒素。

癌细胞的生长和灭亡,与一般的细胞的生长和灭亡一样,都是身体的自然运作。天空的云朵飘来又飘走,那么的自然,为什么需要恐慌呢?

问:如果是这样,癌细胞如何产生?

答：身体总是难免有某些地方阻塞，氧气的输送就会有问题，也会产生有害身体的物质。

细胞在缺氧的环境中发生基因突变，变成不再需要氧气的癌细胞。癌细胞在缺氧的环境中开始分解毒素，身体就是这样运作。

问：为什么肿瘤会愈来愈大？

答：当身体的阻塞一直无法克服，许多地方的毒素会一直累积增加，超过正常负荷，因此正常的细胞就会一直转换变成癌细胞，来应对这样的情况。

问：癌细胞什么时候会死亡？

答：癌细胞和正常细胞一样会死亡。癌细胞会被 T 细胞处理掉。但如果身体毒素过多，癌细胞的数量便会变多。因此不要产生误解，不要期待癌细胞死亡。

问：如果身体是酸性，那会怎样？

答：我们常说"酸臭"，当酸产生的时候，开始腐败，产生臭味，恶性物质和毒素会不断地滋长，这是我们在日常生活中都可以看得见的现象。即使是一般的水放置不动，也会产生酸臭。因此毒素会影响到身体，危及身体的健康。

问：那如果身体很"酸"，又没有癌细胞来清理，最后会怎样？

答：毒素大量流入血液，短短一天之内，人体就有可能会死亡。所以需要建立一个观念，癌细胞是您的细胞，它并非绝对的不友善，一旦毒素处理完，它就会自然代谢死亡。

问：所以我们应该感谢癌细胞？

答：只要不片面地认为癌细胞是坏的细胞就好。这是身体自然的运作，与好坏没有必然的关系。就好像人类每天排泄大小便，对于健康很有帮助，但您不会刻意去感谢"排泄大小便"是一样的道理。

问：癌细胞如果形成肿瘤，那会怎样？

答：肿瘤本身并不是坏事，这是因为这地方可能是最酸性的区域，恶性物质和毒素不断蔓延的区域。癌细胞把毒素包围，形成肿瘤。肿瘤是代表您的身体在处理这一区域。

问：如果癌症不去治疗，会怎样？

答：根据尸体的解剖显示，33％的男性都有前列腺癌，却只有1％的人因此而死亡。而其中得过甲状腺癌、胰腺癌的人也是医院检查出来的 30 ～ 40 倍。

问：现代医疗不好吗？像是化疗？

答：一个由澳洲北悉尼癌症中心放射肿瘤科所做的调查显示，在22个成人患有率较高的恶性肿瘤中，化疗后五年存活率在澳洲预计是2.3%，在美国则是2.1%。所以不要迷信化疗，非化疗手段不一定就会差。

问：癌症真的不用治疗吗？

答：《癌症不是病》将告诉您：甚至，完全不治疗癌症，还比接受治疗拥有更高的成功率。现代西医的医疗行为，包括手术、化学治疗、放射性治疗等，产生的伤害非常大，甚至能够致病人死亡！癌症当然需要治疗，但不是所有治疗一定就是手术治疗，更重要的是先调整情绪，纾解压力，保证饮食洁净。

问：通过手术将毒素也一起处理掉，有何不好？

答：癌细胞就像是一群清洁工，它们每天搜集垃圾，最后将垃圾车放在某个地方，它们也在那里休息，虽然它们的身体又脏又臭，但这并不是他们的错，而是这个城市变得又脏又乱，因此才需要他们来清理。癌症也是如此，问题并不在于癌细胞本身。如果没有都市的脏乱（身体的毒素），就不会有清洁工人（癌细胞），他们来清理这些毒素，放进垃圾车，形成肿瘤里面的垃圾，最后他们用尽方法慢慢地消化这些毒素。所以他们是整个都市能够继续运作的功臣。

现代西医的医疗过于暴力，许多人无法从手术中恢复。所以根本的问题不在于是否做手术，而在于这个人的生活出了什么问题？这些问题患者有没有察觉？如果没有察觉，但患者能够快乐地生活，情绪也稳定，癌细胞还是会继续运作，处理毒素。

问：手术等治疗手段总有治愈的成功率吧？那是多少？

答：有一个统计的数据，以 5 年存活率来说，是 7％，低得惊人。不去治疗或许不一定会死，生活品质也不会降低。除非肿瘤过大阻碍身体。即使治疗以后，患者也应当改变生活起居的种种不良习惯，做到早睡早起、饮食洁净、平常静坐、放松心态、做快乐的事情。

问：有不去治疗而好转的例子吗？

答：英国曾经有被西医宣告回家等死的案例，刚好病人的妻子也患有慢性疾病，于是两人决意把全部家产处理后快乐地环游世界。结果过了一年病人没死，去复查后发现肿瘤已经消失了。因此不要被外在事物或自身的恐惧所吓倒，那就真的没救了。

如任化疗摆布，存活的概率大概只有 7％，而且往后的生活品质会非常低，整个家庭也会陷入愁云惨淡之中。全世界没有西医专家向您保证绝对的健康，患癌后的死亡率不应当仅押在一个不确定的概率上，更应当智慧地去面对。

问：只是作切片检查，应该还好吧？

答：当切片的结果是恶性，西医一以贯之的结论便是切除。如果是良性，多数西医观点还是要切除。这样的结果我认为是令人沮丧的。如果不论什么结果都是动手术，是值得我们思考的问题。

问：如果我还是觉得肿瘤应割除呢？

答：医疗方式还是需要您自己决定，我仅是与您交流我的若干观点。肿瘤本身含有的癌细胞并不是很多，那不是让人致死的主因，这是一个客观的事实。适当的医疗行为有助于患者的健康。过当的医疗行为，则可能会成为致死的主因。

一些研究发现，有些身体的代谢变好，癌症也就好了。因此，身体的代谢功能、免疫功能、排毒功能是务必要加强的，这能够让您避免身体的阻塞和毒素的累积。还有一些例子，有的人根本不知道自己有癌症，一直活到死，过着幸福快乐的日子。

因此，癌细胞不是错误的所在，只有身体累积的大量毒素和酸性的体质，才是根本问题。保持洁净的饮食、愉快的心情，才是最重要的。

导读二

癌的另一个新面向

据统计，全球约有 1500 万人患有癌症。在台湾，每 8 分钟就会出现一位新癌友，一年中为治疗癌症所耗费的费用约为 400 亿新台币。在美国，1900 年的癌症发生率仅为八千分之一，而到了2008 年，已逼近二分之一，即每两个美国人当中就有一个人会得癌症，换句话说，100 年来美国的癌症发生率增长了 4000 倍。

对癌症的研究虽然全世界已进行了数十年，但人类至今尚未掌握绝对有效的治疗方法。为什么？事实上，人类对癌症真相的认知，犹如盲人摸象，各执己见。面对燃眉之急，苦无对策。

既然这辈子与癌相逢的概率如此之高，那么面对癌症时如何能更有把握地治愈它？机会当然永远是留给准备充足者的。遵循《内经·上医治未病》的防癌策略，无疑是最为明智的健康保险。累积对癌症的正确认识和了解，是预防癌症的第一步。准备工作做得愈充分，治愈的机会当然也就愈高。

在这个信息时代，各种信息在网络上四处泛滥，穿透数不胜数的无用噪声，不被光怪陆离的邪知邪见误导，能为广大读者做眼目，诚为优质的出版业者独到与智慧之处。能以特别的眼光，去除糟粕，取其精华，这是我乐于推荐本书的动力之一。

其次，本书作者总结毕生30多年行医经验，凝结为一句箴言："癌症不是病，而是一种存活的机制。"我怀着无比好奇与惊喜之心，先睹为快。

全书遣词用语浅显易懂，擅长将深奥的医学理论，通过深入浅出的阐述，借助比喻、辅以实例，呈现丰富的科学论述。多彩的人文观察，更不时点出生活中许多被人忽略的观察点，把癌症的另一种面貌描述得淋漓尽致，实为难得的癌症科普书。

"癌症不是病"，而是身体所能掌控的最后一着，是孤注一掷的生存机制。癌症绝对不是身体要自我毁灭的征兆。它为了执行保护心脑等重要器官的救亡图存计划，委身为癌细胞以便引诱致命的致癌物质，远离淋巴液及血液，进而保护身体中重要的器官。

曾几何时，这个穷凶极恶的癌症，竟是我们生命中不可多得的救星。

曾几何时，不断反复提出警示、不厌其烦的严师，竟遭到无以名状的冤枉。

地球是方？还是圆？不也曾争论不休数百年之久吗？

癌症是病？癌症不是病？消灭癌症还是善待癌症？与癌共存还是与癌俱焚？在真理实相未昭然若揭之前，容许有不同的观点与声音未尝不是件好事。

台湾肾脏科专科医生，"无着健康之道"推广中心创办人

姜淑惠

目　录

序言

勿掉入治疗癌症的陷阱

杀死癌症患者的不是肿瘤，而是其背后导致细胞突变和肿瘤生长等诸多原因。所有癌症治疗方法都应该正视这些根本原因，但这些却被大多数肿瘤医生所忽视。

癌症是不是病？

你即将阅读的内容，也许会震撼甚至动摇你对身体、健康及治疗的基本信念。书名"癌症不是病"也许会扰乱一些人，惹恼一些人，但是同时也会激励更多的人。本书揭示了一个事实真相，它让人们敞开心胸去认识癌症，去思考癌症。它让人们认识到，让人衰弱的失能状况其实并不是病，而是身体在环境许可下为能存活下来所做的孤注一掷的最后努力。

一个人若受到引发癌症的主要原因（包含真正的疾病）的折磨，将会很快步入死亡，但如果他真的长了癌细胞则不会如此。你知道这个事实后，可能会感到很震惊。在这本书中，我会对肿瘤的这个现象做出进一步解释。

我将进一步证明，只有在身体主要的防御系统或治疗机制已经失效之后，癌症才会发生。在极端环境下接触到大量的致癌物质，它们会在几个星期或几个月内摧毁身体的防御系统，使肿瘤得以快速且侵略性地生长。这个过程通常得耗上好几年，甚至好几十年，那些被称为恶性肿瘤的物质才会在诊断时被发现。

不幸的是人们对此事有着错误的观念，对肿瘤生长背后的原因毫无所知，使得"排列错误"（Misaligned）的癌细胞转变成凶恶的怪兽，然后杀死我们，以报复我们的无知以及我们对自己身体的虐待。你将发现，癌症其实是在帮助我们，而不是伤害我们。除非我们真的改变对癌症本质的看法，否则它将会继续抗争下去，尤其是在我们使用最"先进"、最常用的治疗方法时。

找出根本问题的答案

癌症确实是身体的一种复杂生存反应，而不是一种疾病。如果你得了癌症，我建议你首先找到以下重要问题的答案：

你的身体为什么会出现癌细胞？

一旦确认了癌症形成的原因，你能够清除它们吗？

决定你所患癌症种类及严重程度的原因是什么？

如果癌症是一种生存机制，应该采取什么样的措施来防止身体为了求生而采取过于激烈的自我保护方式？

既然身体的原始基因设计就是为了维持生命并抵御各种灾难，为什么身体还会自我毁灭？

为什么大部分的癌症会在没有药物介入的状况下自行消失？

放射治疗、化学治疗和外科手术真能治疗癌症吗？癌症幸存者是否会因为其他原因而痊愈，而非这些激烈且有不良反应的治疗方式？

恐惧、沮丧、自信心低落、受压抑后产生的愤怒等情绪，对癌症的产生及结果起了什么样的作用？

癌症后面的心理成长路程是什么？

要处理癌症的根本原因，你必须找到上述问题令人满意的解答。如果你内心渴望让这个改变生命的事件（癌症）合理化，你将从阅读本书中获得极大的利益。癌症可能是帮助你重新找回生命中各方面平衡的最大机会，但也可能是带给你严重伤害及痛苦的前兆。不管是哪一种，你将会发现，你永远能掌控自己的身体。在人类的身体中，必须拥有一定程度的能量来支撑自己的生命，你可以用营养和自我维持的方式，也可以以消极、衰弱的方式来使用这种内在的力量。如果你有意或无意地选择了忽略和自虐，而非关爱和自尊，甚至是自暴自弃的话，你的身体将可能会停止为生命而搏斗。

关键问题不在于你是否有了癌症，而是你如何看待癌症。

心理健康在治疗上扮演的重要角色

癌症是身体试图改变你的认识，以及正确对待自己（包括你的身体）的方式之一。这必然会涉及心理健康的话题，因为在谈到癌症时，心理健康扮演了与身体、情绪等一样重要的角色。

癌症以一种令人高度恐惧且又无法预测的失调状态出现。它攻击极度快乐者和极度悲伤者，攻击富人和穷人，攻击抽烟者和不抽烟者，攻击健康人以及身体欠佳者。不论何种身份、何种地位以及何种职业的人，都可能得癌症。如果你去探讨他们身体症状所隐藏的类似癌细胞的种类、现象和行为，你就会发现癌症之所以发生，并不像表面看起来那么巧合和不可预测。

是什么让 50% 的美国人易于引发癌症，而另一半的人却无丝毫风险？怪罪基因只会让人们忽略真正的原因，只能诱使人们陷入昂贵的治疗计划所带来的痛苦之中。值得信赖的基因研究者会告诉你，这样的观念不仅缺乏逻辑性，同时也缺乏科学性。

除了在工业化国家里，癌症在过去的 40～50 年里一直都是一种极端稀少的病症。人类基因数千年来并没有什么显著的改变，为什么会在现代社会改变如此之大，而且还导致了这么多人的死亡？这个问题的答案简单得令人惊讶：已毁损或有缺陷的基因是不会杀死任何人的。这个问题我会在书中做进一步详细阐述。癌症不会杀死受它折磨的人，杀死癌症患者的不是肿瘤，而是其背后导致细胞突变和肿瘤生长等的其他原因。例如，长期的冲突、愤怒、不安和羞愧（因为压力）都十分容易使身体基本的功能无法正常发挥，进而导致癌肿瘤的生长。因此在使用所有癌症治疗方法前都应正视这些根本原因，但遗憾的是，它却常常被大多数的肿瘤医生所忽视。

过去 30 多年来，我接触过数以千计的癌症患者，发现其中大部分人的思考、观念和感觉都具有共性。具体而言，几乎所有的癌症患者都会因此自信心低下，因无法解决的痛苦和担忧，而倍感负担沉重。过去出现的情绪冲突和创伤，仍然在其潜意识和细胞的记忆中徘徊不去。

癌症，这种生理疾病，若不是因为强烈的情绪不安以及深层次的心理挫折，是不会在我们身体上发生的。

癌症病人通常会因为缺乏自尊心或自信心而苦不堪言，在他们的人生中通常还有所谓的"未竟事业"。癌症其实是一种可以暴露我们体内未解决隐患的方法，甚至还能帮助我们与这种隐患达成和解，进而将它们治愈。

要除掉杂草，就得连根拔除。这是对待癌症的必需方法，否则癌症最后还是可能复发。

重新认识癌症的意义

本书的第一章，将从身体的角度让你深入了解癌症到底是什么，以及它所代表的含义。对于癌症，你将会有一个全新的认识。这个对癌症所做的新颖且永恒不变的诠释，让新的治疗方法能够确实地把目标放在治疗引发癌症的原因上，而不是仅仅停止于处理表面的症状。

本书的第二章和第三章分别探讨了癌症与身体、癌症与心理、癌症与精神之间的关系。为了清楚说明这些关系，我将它们做了这样的分类。虽然这种分类相当武断，但用意在于强调，要想了解癌症的成因，必须关注包括患者的身体、情绪以及心理健康等众多因素，漏掉其中任何一个因素，都会让可能得到的完全康复的机会遭到破坏，最终导致癌症的复发（多数的药物治疗都会让癌症复发）。同时，不完整的治疗方法也将严重地影响一个人在心理及身体上的健康，更重要的是，它将影响一个人的快乐状况。

接下来的内容，则是本书的重点，是对癌症现象非常重要的阐述："癌细胞不会使一个人生病，是因为生病而引发了癌症。"要想成功地治疗癌症，就需要将病人的生理、心理以及精神等众多因素视为一体。一旦引发癌症的确切原因被找到，该如何操作以达到完全的康复结果就变得非常重要了，这是第四章的主题内容。

在人的一生中，我们的体内随时都带有癌细胞，这是医学事实。正常情况下，这些癌细胞用标准的测试方法是无法被检测出来的，直到它们分裂成数十亿个。当医生对病人宣布已成功地消灭了他们体内所有的癌细胞时，所指的其实只是那些能被测试到的癌细胞。常规的癌症治疗方法也许能把癌细胞的数量降低至无法测出的水平，但这并不表示就真的根除了身体内所有的癌细胞。只要引发肿瘤生长的因素还存在，癌症就会随时以不同的速度再度形成。

远离癌症治疗的陷阱

清除一堆可测试到的癌细胞，对于治疗癌症几乎没有任何帮助。诸如化学治疗、放射治疗等方式。当然我们在毒死、烧死众多癌细胞的同时，也毁灭了生存在骨髓、消化道、肝脏、肾脏、心脏、肺脏等处的健康细胞，并可能导致全身器官和系统永久性且无法复原的损坏。仅仅是化学治疗药物的毒性，就能造成身体细胞非常严重的损害，甚至连毛囊都无法再长出头发。

一个治疗癌症的正确方法，是不应以伤害身体其他生存系统为代价的。只有移除或终止让癌细胞过度生长的成因，才有可能达到治愈癌症的目的。

本书的主题，是找出癌症的成因，而不是列举它的症状。

把癌症当成疾病来治疗是个陷阱。许多癌症病人因为没有了解自身癌症出现的根本原因而付出了惨痛的代价。

第一章

癌症不是病

对于癌症，你将会有一个全新的认识。新的治疗方法是把目标放在引发癌症的原因上，而不是仅仅停留于处理其表面的症状。

数百万走在路上的行人，一点儿也不知道他们的身体里正带着癌细胞。同样，也有数以百万的人们，在毫不知情的状况下其癌症症状就自然痊愈了。

最迫切的问题不是"我的癌症到了第几期"或"现在有多么的危急"，而是"我现在应该做什么或不该做什么，才不会让我的身体处于必须为生存而搏的状态"。

你若将癌症诠释成疾病，对你而言它就是疾病，否则，癌症对你而言将只是一种生存机制或信号，它要你去注意过去长久以来被你忽略的生命方向。

癌症不是一种病，而是身体的一种生存机制，它只在其他保护方法失效时，才会发生。

01

"癌症"（Cancer）这个词，
真能主宰你的生死？

癌症是美国人的第二大死亡原因。根据美国癌症协会（American Cancer Society）的统计，2008年约有120万美国人被诊断出癌症，超过55.2万的美国人将因此而死亡。男性排名前三名的癌症分别为前列腺癌（180400例）、肺癌（89500例）以及结肠直肠癌（63600例）。女性排名前三名的癌症则是乳腺癌（182800例）、肺癌（74600例）及结肠直肠癌（66600例）。此外，还有数以万计无法负担健康保险就医费用的癌症病人没有接受诊断。

癌症（Cancer）不单是一个名词，它还是一种状态，指的是身体细胞不正常或不寻常的行为。不过，在不同的解释中"Cancer"也可用来指星座。当有人告诉你，你是Cancer（巨蟹座）时，你会感到害怕吗？当然不会，因为这代表你是巨蟹座，而不是你有"癌症"这个症状。但如果医生在诊疗室跟你说，你有癌症，此时的你极有可能会脑袋突然一片空白，然后惊愕、恐惧、没有希望，所有绝望的感觉一下子全部都有了。"癌症"具有在你生命中扮演令人非常痛苦且十分危险角色的潜力，其中一点就是向你发送"死亡通知"的信息。虽然成为一个癌症病人似乎是从被诊断出癌症症状的那一刻开始的，但其实它的形成或许是在很多年以前，当你感觉到身体不舒服时就已经开始了。

"癌症"一词，在一瞬间就可以将一个人的世界整个颠倒过来。究竟是什么东西，赋予这个简单的词语如此巨大的力量，让它能够主宰我们的生死？或者说，它真的拥有这种能力吗？

我们相信癌症是一种致命的疾病。但在确诊之后，随之而来的伤害性治疗，是否该为西方世界目前如此快速增长的癌症现象承担最大的责任？你或许会说，这种想法让人太难以理解了。

在本书中，我将告诉你癌症并没有用哪种力量控制你，除非你允许它在适合它生存的信念、态度、想法等感觉中生长。癌症是否发生就如同你对生命所做的选择一样。

如果你知道了癌症的成因，了解了它潜在的目的，你还会那么怕它吗？应该不会了。当你知道了事实真相，或许会尽一切所能来清除癌症的成因，甚至让身体具有治愈能力。

一个你认为"无知"的小知识，事实上可能是一件十分危险的事情。几乎所有的人，都知道如果饮用了来自污秽水源的水，就会引发多种威胁生命的疾病。但很少有人了解，怨恨、愤怒、恐惧、缺乏日晒、睡眠不足，摄取垃圾食物及带有化学添加剂和人工甜味剂的食物等，它们的危险性并不亚于饮用受污染的水。这些生活习惯导致一个人死亡所需的时间，只会比微小的变形虫所需的时间长一点点。

02
错误的判断

我们都知道，如果地基不够坚固，房子就会很容易地被外来的力量摧毁。正如我们所知，癌症只是一种征兆，标志着身体及生命中的某一种东西正在逐渐消失。癌症反映出我们的生理、心理和心灵正处在一种不牢固的状况中，至少可以说，它们目前十分脆弱。

对园丁而言，把水浇在枯萎的树叶上是一件十分愚蠢的事。因为他知道，表面所见的并不是事情存在的本质，也就是说，枯萎的叶子并非问题所在，叶子枯萎反映的只是这株植物的根部出现了缺水的症状。园丁自然会关注主要原因，向植物根部浇水，整株植物就会恢复生机，并继续健康地生长。园丁看出了叶子枯萎的症状，并不是致死的疾病。他知道这些叶子的缺水状态，只是一种反应，表示植物正缺乏生存所需的养分。

这些自然界的例子相当浅显，但它却能帮助我们对人体内的那些非常复杂的疾病进程有一个深入的了解，明确地描述出控制着地球上所有生物的原则中强而有力且基本的一项。但我们却运用对抗医学（Allopathic Medicine）这种治疗方法来控制身体的功能，妨碍并违背了这个基本的自然原则，因而为此得付出沉重的代价，这就是对身体、情绪和精神等方面产生的副作用的折磨和痛苦。

对于癌症是一种人类疾病的观念，我充满了高度的质疑。为此我将进一步说明癌症其实根本不是病。许多被宣判为"癌症晚期"的患者甚至完全可以获得缓解。乔治—我的第一个肾脏癌症患者就是其中一例。他来寻求帮助之前，曾在德国一家著名大学的附属医院就医，那里的医生开出了他"还有 3 个星期时间"的诊断。依据他们的说法，他的癌症症状已经相当严重，并且已经扩散，施行任何化学治疗或放射治疗都无济于事。

03
治疗癌症和对抗癌症

乔治一年前因癌症失去了一个肾脏。在进行手术之后，医生们给了他一张"健康清单"（意指他的身体变健康了）。他们用众所周知的理由——"我们已经把它全部清理干净了"（Wegotitall）来告知乔治。这句话对乔治而言意义非同一般。毕竟，他的一个肾脏已经和肿瘤一起被清除了。数月之后，他的第二个肾脏又开始布满癌细胞，而医生这时所能给他的唯一忠告，就是让他妥善处理后事。

幸运的是，乔治现在还活得很好。由于完全推翻了医生对自己死亡宣判的预测，乔治觉得还有很多事可以做，至少他还可以多活几个月。在针对自己癌症原因做出正确处置的3个星期后，他体内的肿瘤缩小了许多。6个月后，当他再度来到那家德国医院进行复查时，医生惊讶地发现，他体内竟然找不到癌细胞了。15年后，乔治仍然保持着良好的健康状态，肾脏也没有出现丧失功能的现象。

我没有给乔治任何诊断建议，也没有告诉他情况有多么糟、多么的毫无希望，这有什么意义？医生"客观地"告诉病人已是癌症晚期（濒临死亡）了，事实上是对高度不可预测的事情做出了主观的臆断。如此自信的臆断，很大程度来自医生在此之前对有着类似症状的病人所做的观察和诊断。但这些判断，阻碍了患者接受其他疗法可能得到的康复机会。

事实上，先进的西方医疗技术无法成功治疗癌症，并不表示东方的医疗方法就无能为力。

传统医学并不鼓励病人期望他们的癌症会自然消失,医生要避免带给病人一个"不切实际"的希望。无论是否有希望,都不会有所谓"错误"或"虚假"的希望。未来并非既定事实,世上的任何人都无法正确地预测将来会发生什么。一个人或许可以预测最有可能发生的事,但都无法做出确切的保证。有一个年轻人得了极为罕见且无法手术治疗的脑瘤,他的故事曾在美国有线电视的黄金时段中播出过。医生当时预测他的时间不多了,但结果并非如此。他在之后的日子里相当活跃,并健康地活了好几年,最近甚至结了婚。

为避免因诊断疾病所导致的复杂化,如让患者认为他是某种毫无痊愈希望的疾病受害者,我鼓励并引导乔治注意那些造成和促使癌细胞生长的各种因素。在此之后,他开始关注身体的相关细节了,包括缓解症状,等等。不久,引发癌症的诱因就不再出现了。

乔治的癌症最后得以消失,并不是对一个可怕疾病治疗后所获得的结果,更不是一个奇迹,它仅仅是让身体恢复到最自然、最正常平衡状态的一个简单步骤。乔治就这样轻易地终止了使其身体必须为生命而搏的结果的出现。就这么简单。他通过对生命中所有方面的关注,治愈了自己的病症。我们从乔治的经历中应该学到——唯有停止对抗性的治疗才能获得真正的疗愈结果。正如我们所看到的,战斗有时会妨碍病症得到真正的治疗。

04
寻找解答

不论癌症发展到何种程度，癌细胞都必须在人体内生存。如果有人成功地治愈了癌症，那一定有他的治愈方式，就像癌症的形成一定也是某种方式所导致的一样。这个星球上的所有人都有能力做到这两点。因此，当你被诊断出癌症时，你或许无法改变这个诊断，但你确实可以通过自身的力量来改变这个毁灭性的结论，就像乔治一样。你接受癌症的方式，以及在诊断之后所选择的处置方法，将是决定你未来健康最有力的或最乏力的因素。（请参考第三章《揭开癌症的神秘面纱》）

提到"癌症"，无论是专家或一般民众，都会认为它是一个健康杀手，对现今大多数的癌症患者及其家属而言，癌症是一种有着悲剧性结果的疾病。癌症变成了"极度折磨""极度痛苦"和"死亡"的同义词。这个认知不断地延续，以致人们忽略了有 90% ～ 95% 的癌细胞会在出现后又自行消失的事实。人体每天都会产生数百万个癌细胞。有些人在短暂的极度压力之下，会产生比平常更多的癌细胞，并使它们聚集成团。但当他们感觉较好时，癌细胞就会消失。根据医学研究，细胞基因（DNA，脱氧核糖核酸）有一种强力抗癌物白细胞介素 2（Interleukin II），当身体及精神上受到压迫时，它的分泌会下降，而当人们放松或愉快时,它的分泌会增加。白细胞介素 2 的分泌低下,会增加癌症的发生率。不过,通常人们并非所有时间都处于极度压力下,因此大多数的癌细胞会自行消失,而不需任何医疗手段的介入,同时也不会造成任何真正的伤害。就在此刻,数以百万走在路上的行人,一点儿也不知道他们的身体里正带着癌细胞。同样,也有数以百万的人们,在毫不知情的状况下癌症症状就自然消失了。总而言之,自然消失的癌症,比被诊断出来和治疗过的癌症要多得多。

事实上,只有非常少的癌症会变成"晚期"或被检测出来,有很大一部分的癌症直到尸体解剖时才被发现。其实这些人不是死于癌症,他们甚至没有出现过任何症状来让医生对他们作出任何癌症常规检查的诊断。下面这个事实也许会让每个人都目瞪口呆:尸体解剖时发现的甲状腺癌、胰腺癌和前列腺癌案例,是被医生检查出来的 30 ~ 40 倍。英国医学期刊《柳叶刀》(The Lancet)在 1993 年刊登的一项研究成果显示,早期的筛检往往导致非必要的治疗。原因是什么?因为解剖后发现有 33% 的人患前列腺癌,却只有 1% 因此而死亡。在 75 岁之后,半数的男性都会有前列腺癌,但只有 2% 的人会死于这个疾病。2008 年 8 月权威医学组织呼吁肿瘤科医生不要再替 75 岁以上的前列腺癌患者进行治疗,因为对他们而言,治疗所带来的伤害远比不治疗要大得多,治疗带来的好处甚至比不治疗还少。

需要指出的是，这些低死亡率只适用在那些没有被诊断出来的癌症以及没有接受过任何癌症治疗的人身上。当癌症被诊断出来且加以治疗时，死亡率会显著地提升，这清楚地显示了谁才是真正的凶手。一旦被诊断出来，绝大部分的癌症不会再有自我消失的机会，它们突然会被大量的致死武器锁定，例如化疗药物、放射线及手术刀。"沉睡"中的癌细胞并不会对身体造成真正的伤害，将它们唤醒并不会使身体产生强大的防御能力，反而使其变得具有侵略性，就像无害的细菌被抗生素攻击后，演变成连常规医疗方式都无法清除的超级细菌一样。当你需要强化身体最重要的免疫系统时，却在让自己接受事实上是在削弱或毁灭免疫系统的放射线治疗，真是一点道理都没有。

癌症患者常常是被诊断结果吓坏了，于是他们心甘情愿地把自己的身体交给那些"切""烧""毒"等医疗手段，并因此更快地等到了医生做出最后宣判的那一天："我们深切遗憾地告诉您，现在已经无法再做任何事情来帮助您了。"

最迫切的问题不是"我的癌症到了第几期或现在有多么的危急"，而是"我现在应该做什么或不该做什么，才不会让我的身体处于必须为生存而搏的状态"。为何有些人会像感冒一样安然度过癌症期？是因为他们比较幸运，还是有其他可以启动自愈的方式？阻止身体癌症自愈背后的原因又是什么？是什么让癌症变得如此危险，难道它真的这么危险？

这些问题的答案都在癌症患者自己的身上，而不是在一个特定的癌症"恶化程度"或被诊断出来时"发展的期数"上。如果你相信"癌症是一种疾病"，那么你很有可能会回答："相信！"这是数十年来医疗机构和大众传媒灌输给我们的一个观念。但更重要却不曾被问过的问题是："你为什么认为癌症是一种病？"你可能会回答："因为我知道每天都有许多人因癌症而死。""你怎么知道是癌症导致了死亡？"你或许会争辩说："大多数患有癌症的人最后都死了，很明显地他们一定是因为癌症而死的。"除此之外，你还会有另外一个理由，那就是所有的专业医生都是这么说的。

那么我想再问你一个更奇怪的问题："你怎么就能确定你是你父亲的孩子，而不是另外一个人的？"是因为你的母亲就是这么告诉你的吗？凭什么你相信你母亲告诉你的就是实情？是因为你相信她，还是你没有理由不这么去做？毕竟，她是你的母亲，母亲不会欺骗儿女。但如果她真欺骗了你呢？虽然你永远无法确定那个你认为是父亲的人是否就是你的父亲，但你已将你的主观意识变成了你"知道"的事实，变成了一个无法改变的真理。

没有科学证据证明癌症是一种疾病，但大多数人坚信它就是一种病，因为这是别人告诉他们必须要相信的。到目前为止，这个概念仍然只是一个以其他人的意识为基础的传闻。而这些其他人也是从另一些人那儿听到相同的"事实"而得出的结论。

追溯到最后你就会发现，"癌症是一种病"这个"绝对正确"的概念，来自一些回顾性文章和医学报告，是由医生们把他们所观察到的主观感受和认为的客观事实总结后发表得来的。如果其他的医生也认同他们的观点，很快地"癌症是一种恶性疾病，会抓住人们并杀了他们"这个结论，就变成了"既定的事实"。但这个事实的本质也许与你所认识的会有很大的不同，看上去比你所认识的似乎更符合科学。

05
基因及癌症的迷思

细胞生物学领域在过去 10 年里已进行了大量的科学研究，证明基因不会形成疾病，但会因环境的变化和影响而改变。从在母亲子宫里的最初时刻，到成人生命中的最后一刻，细胞生物学家已经确认，外部环境和内部生理的状态及变化，以及我们对环境的感知，直接控制了我们基因的行为。

随着这些情况的出现，不同形式的基因在正常细胞的生长过程中扮演某种特定的角色，例如致癌基因，会受其内部结构和环境的影响而导致肿瘤不受控制地生长。致癌基因会影响细胞使用能量及繁殖的方式，例如在某些癌症中，一种致癌基因（Ras Gene）会发生变异，产生一种会刺激细胞过量分裂的蛋白质。

了解细胞不是因为"正常"细胞的身份感到"无聊",或是因为想要变成"坏东西"而发生突变,这是件很重要的事。事实上,它们是在别无选择的情况下被迫突变的,以保护自己在一个被基因以外的其他因素所创造出来的不友善的、有毒的"肿瘤环境"(Tumor Milieu)中生存下来。所谓"肿瘤环境",就是一个缺乏氧气且极酸的细胞环境,这个环境十分有利于癌细胞以及在癌化肿瘤中出现的微生物的生长。

也许有人对此有不同的认识。但事实上,有缺陷的基因不是癌症产生的原因。数百万计有着缺陷基因的人并未出现预期可能出现的疾病,这是个事实。事实上,一个被清除了细胞核的癌细胞,还能像以前未清除细胞核的时候一样,继续生活和运动,并持续数个星期或数个月。我们以"静默"(Silencing)这个词,来描述环境和行为调控基因的表现,以及环境转变引发癌症的过程。基因由复杂的蓝图组成,它会持续适应外部的改变和影响。

基因蓝图(Genetic Blueprints)无法造成疾病或让疾病永远存在。如果它们可以,细胞在你清除细胞核里的基因时就会立刻失去功能或死亡。

一个健康的细胞即使基因没有被显现出来,也会持续完美地存活好几个星期直到死亡。DNA唯一的活动就是产生一个它自己的复本(核糖核酸,RNA),且利用这个复本(基因密码）去生产许多不同的蛋白质，以提供身体无数功能和活动所需。为了了解癌症到底是什么，我们必须了解以下这个重要事实：只有通过外部环境在细胞内引起持续性的压力反应，并传递到细胞上时，蓝图（细胞的基因密码）才会以一个不正常的方式改变。

这实际上是什么意思？身体里的每个细胞都有能力产生肾上腺素和其他的压力激素，比如当你面对一个外部或内部威胁——所谓的威胁包含像味精（MSG）等食品添加物、抗生素、类固醇药物，以及与生气中的配偶相处、面对权威人士时所产生的恐惧等。

在这些压力激素的影响下，正常的细胞功能会受到损害。事实上，基因蓝图如接受扭曲的信息，便会改变细胞的基因行为。继而 DNA 产生的天然化学物质，像是抗癌物白细胞介素 2 和抗病毒的干扰素（Interferon）就会立即出现明显的下降趋势。如果这个威胁压力持续一段较长的时间，而不是几分钟或几小时，细胞的健康和防御能力就会受到严重的影响（这种压力是现今世界中数百万人的普遍现象）。当这种影响持续几天、几个月甚至几年之后，细胞就会无法履行它们应尽的职责了。

对抗疗法将此种细胞因长期处于压力下所表现的正常反应，称为"慢性病"。

当身体吸收了有害药物（所有的药物都有毒，并因此伤害细胞），或遭受长时间来自负面的思考、感觉、情绪、行为等压力，以及缺乏营养素、睡眠不足、缺乏日晒、脱水、接触有毒物等时，均会有改变 60 兆～ 100 兆个细胞的行为。当细胞的平衡受到威胁，它们采取更加极端的手段来防御或保护自己时，癌症就会发生。最脆弱的细胞最先被影响。由一个正常细胞的基因突变成癌细胞，仅仅是为了预防细胞根据原始基因蓝图来运作时可能造成对身体的威胁所产生的正常生存反应。

"癌症是身体的一种生存机制"这个可能性，在过去从未被考虑过，也不是如今癌症的讨论范围。到今天为止，这是一个不可改变的结果。

不久之前，人们还认为地球是平的，且不会运动。毕竟，他们亲眼见到太阳每天晚上从地平线"掉落"，然后每个早晨又从另外一头"升起"。这个牢不可破的"真理"很难被根除，因为那是所有人每天都见证的现象。他们非常清楚整个自然界倚赖日升日落、日夜循环的规律，但没有人明白他们亲眼所见到的其实是并未真正发生过的。

今天，我们对于这种无知的认知会置之一笑。但对于现代生活中的疾病和癌症，我们仍然有着代代相传的相同看法。我们不也掉进盲目相信其他人，甘愿接受他们主观的、自以为是真理的陷阱里去了吗？"但如今是不同的，"你也许会争辩，"因为我们有着客观的，可证实的科研事实来证明什么是真的，什么不是。"说到这里，我可能会让你失望了。

几乎所有的科学研究都是建立在科学家进行实验时的主观想法、感受和思考的基础上。他们会假设无数个通常具有高度变量的情况，并以多种不可预测的方式改变实验的结果。他们很少找到不被预期找到的东西。研究人员倾向于研究一些他们主观认为值得发现的事情。他们的研究目的，仅仅是为了实现他们对于实验所预期的结果。如果想寻找某件你主观预期是真实的事物，你就很可能找到客观的证据来支持你的假设。

当基因科学家假设身体和行为是由基因所控制时，他们找到了人类基因体项目（Human Gnome Project）以确切证明这个假设。因为这个项目是由制药公司付费的，所以这些科学家只有一个目的：他们必须实现大制药集团的期望，取得基因新的、昂贵的"突破性"治疗专利，以便因此创造更大的财富。他们当然不会提到这个被证实的生物医学事实——基因不会控制任何事。基因唯一的功能和目的是复制细胞。而基因如何进行这件事，与你和你接触到的环境有非常大的关系。事实上，你身体里的所有基因都是被细胞环境和周边环境影响所控制的，包括你个人的感官和信念。

06
抗癌疗法的无力

以安慰剂效应（Placebo Effect，注❶）为例。安慰剂（Placebo，源自拉丁文，意思是"我将安慰""我将高兴"）是如今进行每项科学研究时不可缺少的元素。安慰剂效应单纯地建立在一个人的主观感觉上。每个接受某种药物有效性测试的测试者，均相信这种药具有独特且无法预测的效果。一些人可能对此抱有较大的希望，充分相信药物的效果，因此这些人出现了比其他人更强烈的安慰剂效应。另外一些人也许受忧郁所困，影响了对他们任何形式的治疗产生的效果。一项研究的结果也许能"证明"一种特定药物对特定种类的癌症具有疗效，但另一个重复的研究却显示这种药可能会变得无效。由于两种情况都可能出现，所以制药公司授意接受他们资助的研究者，只刊登和宣布最有利于制药公司的发现。研究中那些没有疗效的结果，或没有比安慰剂有更多优势的部分，都从研究报告中删除了。

从制药公司交给美国食品药物管理局（Food and Drug Administration，FDA）的报告中发现，只需要证明被测试的药对一些人显示出疗效就行了。如果研究者设法招集足够多的具有"正面反映"的参与者，就可能对药物的疗效产生好的安慰剂效应，然后他们就可能中到"头奖"且生产一个"具有信赖性"

的畅销药物。这对制药者而言，是一个不需思考就可以得出的好主意，只要有 10% ～ 20% 的反应率，FDA 就会认可这个抗癌药（例如 Avastin、Erbitux 以及 Iressa）。此外，大多数临床癌症治疗所指的"成功"，是指测量到肿瘤体积缩小，而不是降低患者的死亡率。换句话说，即使多数的受测者死亡了，但他们的肿瘤在医生的侵略性治疗之后有缩小情况出现，这个研究成果就会被认为是一个伟大的成功和医疗上的突破。

任何一种把人的身体当成机器，运用机械或化学物质进行有反应的治疗尝试注定是要失败的。这种方式不仅不科学，而且也是不道德的，同时具有潜在伤害性。对许多免疫系统已经受损的癌症患者而言，只要有过一次化学治疗或放射治疗的经历，就足以毙命。

在明尼苏达州罗彻斯特的梅约综合医院（Mayo Clinic），知名的资深癌症医生摩特尔博士（Dr.Charles Moertel）曾巧妙地对现代癌症治疗方法做了个里程碑似的总结："我们最有效的疗法充满着危机、副作用和操作上的问题，在我们所治疗的病人付出代价之后，只有很小的一部分人因其肿瘤有不完全的缩小，而获得短暂的好处。"

现代癌症疗法的成功纪录是非常令人沮丧的，明显地甚至比安慰剂效应还差。一般说来，只有约 7% 的癌症病人获得缓解。当然，并没有证据显示，7% 这个低得令人沮丧的"成功率"，是在向患者提供治疗后所得到的结果，有可能在患者即使没有得到治疗的情况下结果也会如此。甚至于患者完全不接受治疗可能还比接受治疗拥有更高的成功率。承诺有 10% 的病人在接受治疗后其肿瘤会得到短暂的缩小，并不能算是一个有希望的治疗手段，而是一个用患者的生命所下的危险赌注。

07
统计上的骗局

与癌症相关的行业试着用统计上的"证据"，来让你相信你必须把生命交付给他们。但任何化学治疗癌症成功的案例都仅限于相对而言不常见的癌症种类，像伯特淋巴瘤（Burkitt's lymphoma），以及绒毛膜癌（Choriocarcinoma），这些癌症出现的概率罕见到很多临床医生甚至都不曾相信其存在。幼儿时期的白细胞过多症，只占所有癌症的 2% 以下，因此很难影响整体的成功率。化疗对霍奇金病（Hodgkin's disease，淋巴瘤）所宣称的良好的治疗成绩，只是一个不成熟的谎言。被成功治疗霍奇金病的儿童，在治疗后出现第二种恶性肿瘤的概率比不出现的高 18 倍，《新英格兰医学期刊》（New England Journal of Medicine）于 1996 年 3 月刊登这一研究结果。根据美国国家癌症研究院（National Cancer Institute，NCI）所指出的，接受化学治疗的病人和未接受化学治疗的病人，出现白血病的概率前者是后者的 14 倍，骨头、关节和软组织等部位出现癌症的概率则高 6 倍。但如果你的孩子患了淋巴瘤，因为上述证据你有充分的理由拒绝治疗时，那么你将会面临法律的起诉，且孩子将会从你身边被带走。其结果是：虽然只有 2%～4% 的癌症对化学治疗有反应，但使用化学药物来治疗大多数的病人却变成标准治疗程序。在美国，有 75% 的癌症患者接受了化学治疗。

美国国会总审计局（U.S.General Accounting Office，GAO）在其癌症研究中记述："对大多数我们检查过的癌症来说，真正的改善（存活率）比刊登出来的数据更小或被高估了。我们很难找到有更大的进步……对乳腺癌来说，虽有很小的改善，但这比报道出来的还小。"

贝勒博士（Dr.J.Bailer）在《新英格兰医学期刊》上发表的一个癌症研究更直接指出："美国癌症协会统计的 5 年癌症存活率容易误导人。他们现在把不是癌症的疾病也算进去，因为现在我们能在疾病的早期阶段即诊断出来，于是虚假地显现出病人能存活比较久的样子。我们在过去 20 年所有的癌症研究是失败的。30 岁以上死于癌症的人比以往更多……更多有轻微或温和疾病的妇女被包括在统计数据中，且被说是'治愈了'。政府当局提供存活数据，然后不确切地运用这些生存率，说他们在抗击癌症的这场战斗中获得了胜利。"

官方的癌症统计还排除了非洲裔美国人，一个实际上有较高癌症发生率的族群。他们也未把男性最大癌症死因、女性第二癌症死因——肺癌的患者包括进去。当然，这个统计资料囊括了数以百万有着不会威胁性命且容易治愈的疾病患者，像是局部宫颈癌、未扩散的癌症、皮肤癌和乳管原位癌（Ductal Carcinoma In Situ，DCIS）——最普遍的非侵犯性乳腺癌种类。甚至癌前阶段的也被包含进来，以提高现代癌症治疗法的虚弱成功率。大多数癌症前期不会发展成恶性肿瘤。

将 1997 年与 1970 年相比，癌症死亡率不但没有降低，反而还高了 6%，实在是无法说明现代的癌症疗法是科学的、有效率的，或者说它值得让病人这么去痛苦、这么去努力以及承担这么大的药疗支出，这个趋势一直持续到今日。以至少 93% 的失败率来看，现代的癌症疗法一点也不能被认为是种有效的治疗方法，反而更像是一种对社会健康的威胁。布莱夫曼医生（Albert Braverman，MD）对这个现代使用的医疗模式所造成的持续不断的恶性循环，做了以下的结论："很多肿瘤内科医生对所有的肿瘤几乎都建议使用化疗，对几乎是惯有的失败仍不沮丧而充满希望。"（Medical Oncology in the 90s）

08
信念的力量

根据量子物理学的法则，在任何科学实验中，发现者（研究者）会以一个非常根本的层次影响并改变观察物体（观察者及观察关系）。施行在你身上的治疗根本原则也是一样。毕竟你的身体是由原子组成的分子所构成，而这些原子又是由亚原子的粒子所组成，也就是说，是由能量和信息所组成的。纵使有事物会像石头一样真实且具体地出现，但也没有任何事物是牢不可破的，是你的观感让它这样出现了。

你的想法只是一种能量和信息的形式，会影响其他形式的能量与信息，包括你的身体细胞。举例来说，如果你对于某件发生在你身上的事感到伤心，你的姿势就会改变，眼睛也会失去光彩。眼细胞如同身体其他部位的细胞一样，会对你的想法做出反应，就像士兵会遵守长官的命令一样。

结论就是，如果你强烈地相信你有癌症，或你十分害怕它，你就会面临它确实存在于你身体内的现实。

安慰剂效应能以两种方式运作：一是相信致命疾病的存在其实是身体的一种防御机制；一是相信药物具有治疗效益。两种方式同样有力和有效。在刹那间，你的想法和信念，将它们所包含的信息传递到你身体的每个细胞。那些构成你身体的原子、分子、基因、细胞、器官和系统的能量和信息并没有自主的能力，它们并不是坏分子，它们只会遵照命令，遵照你所表露出来的喜欢和不喜欢的态度来行事。也就是说，你相信什么，你就会成为什么。此外，你相信的事物取决于你看待或感觉事情的方式。很显然，你若将癌症诠释成疾病，它对你而言就是疾病；否则，癌症对你而言将只是一种生存机制或信号，要你去注意过去长久以来被你忽略的东西。

如果你相信癌症是一种疾病，你就会倾向于对抗它，无论是身体上、情绪上或精神上。如果你有坚强的意志，使用的武器也强而有力，那么你就可能征服这个所谓的"敌人"，至少在短时间内是如此。在这种情况下，你会很骄傲地感觉到你已"打败"了癌症，同时你还会感激医生和你所接受的治疗与药物，是他们救了你一命。如果你很虚弱，而你使用的武器也不强，你可能就会死在你所认为的恶敌手上。医生会表达他的遗憾，说你的身体"对药物（武器）未产生有效的反应"，表示他们已经尽了全力，但最后只能束手无策。当然他不会告诉你，他们放到你体内的武器可能会让你丧命。

化疗药物的毒性很强，只要滴几滴到你的手上，就可能造成严重灼伤，如果滴到水泥地上，会烧出洞来。在将这些毒药运往医院或其他地方的途中，如果不慎出现泄漏事故，会被认定为重要等级的生化危害事故，得由穿着生化防护服的专家来处理。

可以想象一下，当你不断接受注射时，化疗药物对你的血管、淋巴管和器官组织所造成的伤害。我曾经在病人接受化疗时检查过他们的虹膜（利用虹膜学），我看到严重的腐蚀和伤害遍布他们全身的组织。是的，这种药能摧毁你的癌细胞，但同时也破坏了你身体中很多健康的细胞。在接受化学治疗和放射治疗时，你会掉头发，而且无法消化食物。很多病人因此得了厌食症，对食物失去了食欲。当然这不是现代癌症治疗中唯一会有的危险情况。"接受化疗和放疗会增加患者患上另一种癌症的风险。"艾普斯坦博士（Dr.Samuel S.Epstein）曾如此说过。

接受癌症治疗的病人受到极端痛苦，像贾姬·欧那西斯（Jackie Onassis）这样很快死亡的人，其实是很幸运的，虽然那不是必然的结果。欧喜亚（Tim O'Shea）在《给癌症病人》（To The Cancer Patient）一书中写道："化疗药物是设计来注入人体中最毒的物质之一。它们的副作用非常严重，常会直接造成死亡。像贾姬的案例，她接受化疗来治疗一种罕见疾病，但却因为化疗造成其他意外结果：非霍奇金淋巴瘤。她在星期五住进医院，却在第二周的星期二死亡了。"

我曾见过已经自然痊愈的癌症病人，仍希望接受一个疗程的化疗，目的只是为了"把它们全部解决掉"。但不幸的是，他们大都在第一次治疗后不久就相继死亡了。

这些现代药物不能对抗疾病，它们对抗的是人体。疾病是身体自疗的方法，而现代治疗手段却会减弱甚至毁坏这种能力。

09
创造原本不存在的怪兽

所有这些例子令我们提出了一个非常重要的疑问：癌症有没有可能不是一种疾病，而是一种身体的生存机制，是设计出来清除不属于身体的那些物质的？如果是这样，支持身体以自然的力量去清除这些障碍物，不是会比用带有侵略性、毁灭性的方式来压制它们更有意义吗？大多数聪明人都会同意这个说法。当障碍消失时，身体就不再需要继续依赖像癌症这种极端的生存机制了。

西方有句古老谚语："欲知布丁味，亲尝便知晓。"想要知道布丁的味道，就要亲口尝尝。如果你清除了疾病的生成因素，疾病由此自动消失，你会理所当然地相信你一开始就没有病。让身体做出正常情况下不会做的事，一定有其原因。一旦你不想要妨碍身体用正常的方式来处理疾病的成因时，身体就会别无选择地采取正确的方法，它至少可以缓和状况，并恢复身体的一些基本功能。

大多数生活在西半球的人，没有机会经历支持身体的行动所带来的自我力量增长的学习经验。如果生病了，他们会立刻相信身体一定是做错了什么。事实上，身体是做了正确的事，它是去矫正一种它们所造成或允许的艰难状况，无论是因为已知或未知的理由。如果人们一直保持"身体让我生病"这种歪曲了真实情况的观念，最终自己就真的要去经历这些事情了。

换个角度讲，如果还有其他的人相信同样的事情，它就会变成我们生命中牢不可破的"事实"。谎言重复一百遍就是真理。不用多久，有一些人知道了这个"事实"且伴随着恐惧及担忧依此行事。他们的"真理"变成了一种自我实现的预言，而自然的直觉和常识早被抛到窗外去了。

在集体意识下，我们创造了一种期待疾病的怪异氛围。大多数的西方人在身体一出现小问题时，就会马上去找医生。甚至在怀孕期间，孕妇和成长中的胎儿都要进行一连串的检查，让母亲和小孩一辈子都得依赖医生。现在孕妇在生产时必须有医生在旁（虽然有数十亿的宝宝没有医生的帮忙，也能健康地出生）。我们也需要医生来为儿童安排各种疫苗的注射（这也是另一个引发癌症的原因）；需要医生在耳朵或喉咙发炎时给我们抗生素，并告诉我们是否需要拿掉扁桃体或阑尾；需要医生开药治疗我们因为生活在充斥着糖、食品添加物和快餐环境中，或因为被剥夺了父母的爱所造成的紧张和注意力不集中症；需要医生告诉我们用史嗒汀（Statin）药物控制胆固醇，需要利尿药以控制血压,需要血管修复术来打通我们被阻塞的血管;等等。这个清单无止境地延长。这种方案出台的幕后操纵者(那些利用大众的无知的既得利益者)为了他们的利益,成功地操纵着食物和医药行业。现在人们不再相信他们自己,不再信任自己天生所具有的自愈能力,反而去求助于一个对他们的健康没有任何兴趣的行业。洛杉矶加州大学(University of California, LosAngeles)的沙皮洛教授(Dr.Martin Shapiro),对我们现今正面临的危险情况做了以下令人不安的评论:"癌症研究、医药期刊,以及受人尊重的媒体促成了这种情况的出现,那就是让更多的有着普通肿瘤的患者去接受效果不明的药物治疗。"

今天,对癌症有着前所未有的多种自然疗法,但是这些自然疗法从未获得那些自称是国家健康管理者的赞助或推广。美国癌症协会、美国国家癌症研究院、美国医药协会(American Medical Association, AMA)、美国食品药物管理局,以及所有主要的肿瘤中心,都感受到来自癌症另类疗法成功案例的威胁。当然,这并不难理解,因为目前主流的治疗方法有着93%的高失败率。

世界知名的健康研究者休斯敦(Robert Houstaon)和那尔(Gary Null)沉痛地揭露了医药业癌症策略背后的原因:"一个癌症的解决之道意味着研究计划的终结、技术的退化、个人荣耀的梦醒。打败癌症会令这个永垂不朽的善举贡献干涸……借由提供已投资了这么多金钱、训练和设备的昂贵手术、放射治疗及化学治疗，它会严重威胁当今医药医疗体制。新的疗法肯定会面临不信任、不鼓励、不认同等结果，同时不管实际的测试结果如何，最好不要让新的疗法有任何测试的尝试。"

加州大学柏克莱和戴维斯分校杰出的研究者琼斯教授（Dr. Ardin Jones）说出了当今癌症的困境："最实际的状况是，对于延长生命，接受治疗者生存的机会不会比不接受者要多，而且接受治疗者可能会让自己的生存时间更少。"在分析了癌症的生存统计资料数十年之后，琼斯教授做了结论："病人不接受治疗，会跟之前一样好，甚至更好。"琼斯教授这番扰人的评估并未受到反驳。其被引用的论述如下："我的研究已证实，拒绝化疗和放疗的癌症病人，包括乳腺癌患者，实际上存活的时间比接受治疗者多了 4 倍。"

当不治疗癌症比治疗会带来更好的结果时，问题就出现了："那为何我们的健康机构允许和鼓励，甚至强迫我们使用那些已被证明会过早杀死病人的治疗方法呢？"也许美国医药协会已经回答了这个问题。美国医药协会被指定的目标和义务之一，就是保证它的会员（内科医生）的收入。美国医药协会会员最大的收入来自治疗癌症患者所产生的费用。一般说来，每个癌症病人价值 5 万美元。一旦不治疗癌症的某项计划在这个国家（美国）被官方认定，它就会直接威胁到美国医药协会会员的收入。

癌 症 不 是 病 >>>

这项美国医药协会的规则，实际上妨碍了对癌症治疗的推广。

在 20 世纪 60 年代的密集研究，以及数千亿美元被花在杀了数千病人的癌症治疗方法上之后，我们面临了自身生存的共同挑战。唯一一个让这个被捏造出来的怪兽停止下来的合理选择，就是学习自愈的能力。其他的选择会让我们的国家倾家荡产，让我们的生存空间濒于危境，让我们陷入自我毁灭的深渊。

10
医药的困境

每个具有扎实医学背景的人都知道，疾病的症状并不是真正的疾病，但至今医生们却把症状当成疾病来治疗。虽然不知道被列出来的超过 4 万种主要疾病的成因，医学教科书和医生仍然会谈及对这些疾病的"有效治疗"。原本设立来保护人们对抗错误治疗的疾病管理机构，坚持认为只有现代医疗可以"诊断且治疗"疾病。其代理商找到任何利用不同方式做出这类宣称的人，然后由医疗行业和药品联合企业来广为传播。因此，只要有人说某种自然且无害的草药或食物，能达到同样或甚至更好的效果，那么就违反了法律，有被起诉的危险。伟克适（Vioxx）等处方药已杀死及伤害百万条性命，却无法让这些机构警告大众在接受处方药前要三思而行。殊不知这能让每年将近一千万个真正死于其处方药副作用的人，获得一个拯救生命的机会。

当你只是治疗疾病的症状，而不清除疾病的成因时，身体将持续产生有害的不良作用。这样治疗不知成因的疾病，怎么能确保精确和合理呢？若一个杰出的肿瘤科医生治疗你的癌症，却对癌症是从哪儿来以及为何它会发生的一无所知，那么他怎么能宣称自己拥有专业的医疗知识？

其中一个主要问题，是如今的医学教育没有训练学生独立思考，去了解疾病的根本成因。医生被要求遵守一个严格的协议或治疗计划，如果脱离它，可能会让他们失去行医的资格。他们甚至可能会一生被关在监狱里，像许多由于仁慈以及热诚而对病人提供选择性及未经授权的疗法的医生一样。因此，当我们生病时，我们能够期待从医生及他们所施行的技术中，找出真正烦扰我们的原因吗？好像不太可能，不过我很乐意告诉你，例外的案例正在稳定增长。

最主要的一点是，对于真正的治愈，我们仍然处在黑暗时代。根据《新英格兰医学期刊》的独立报道，美国国会以及世界卫生组织有一些人指出现今医学机构所使用的医疗方式，85%～90%都是未经科学研究证实和支持的。这包括疾病的诊断流程以及治疗形式，不管是在医生的办公室，还是在医院中进行的——最明显的，是化疗药物和放射线的使用。

当你的车子引擎有问题时，你会信任一个只能承诺百分之十几可能修好的技师吗？我想当然不会。你会比较倾向于把车子交给一个经验丰富的人，帮你找出造成引擎故障的原因并好好地修理它，而不是下几个草率的判断给你。受到疾病的折磨意味人类的"引擎"部分出现了问题。但我们的医疗执业者并没有接受过如何处理慢性疾病根本原因的训练。他们的训练全都放在减轻痛苦，或解决身体因去处理一个不平衡状态所显现出来的症状上。解决症状，事实上抑制了身体（以及心智）去处理真正问题的企图。医疗行业已替大众洗了脑，让大众相信他们的症状是真正的疾病，而通过抑制或解决这些症状，疾病就会立刻消失。

医生无法给予我们真正的帮助，无法解答我们对健康和治愈所提的要求。大多数的医疗研究者是由大型药品制造商所雇用或赞助的，他们的主要目的在于缓解并抑制疾病的症状，而不是疾病本身。现今的健康呵护系统，或者说是疾病呵护系统，其背后主要的动机是不间断的需求或累积财富、权利和控制的贪婪。只有那些对他们的同胞有着真挚的爱心和热情的医生和健康从业者，才会真正渴望帮助人类达到健康和活力的顶端。

采用症状导向的治病方法，会产生非常多的潜在的副作用，进而需要更多的治疗。目前被选用的治疗模式并未以疾病成因为导向，所以未来势必会出现持续增加的并发症。这样就永远有足够的病人需要医疗呵护和医疗保险。只要大众继续忽略他们潜在的自愈力，这个趋势就会一直持续下去。

如同先前提到的，包括制药公司在内的医疗行业，其最大的兴趣并不在寻找真正可治疗癌症或其他慢性病的方法，因此这只会让疾病的症状治疗退化。清除疾病的成因，不需要特殊的处理方法，一旦根本原因被解决，它们就会自动消失。除非是用在急诊上，不然昂贵的医疗介入方式，例如对抗疗法药物、复杂的诊断程序、放射线和手术，都是不必要的。它们会欺骗病人，并对他们的健康造成潜在的伤害。

在美国，每年至少有 90 万人因为这些抑制或缓和症状方式所造成的不良反应而死亡。我们现行的健康呵护系统鼓励的是治疗疾病的症状，而不是预防疾病，这就造成了前所未有的最聪明且获利最丰的"投资方案"。这个系统引诱那些没有怀疑的人，让他们的症状得到治疗，承诺他们症状会获得缓解，事实上，这些治疗的不良反应几乎可以让他们成为一辈子的病人。对药商、股东、医疗机构和医疗从业人员而言，就是永久不断增加的收入来源。

如果全民健康呵护体系在美国成真，我们将经历一场巨大的疾病增长以及相关方面的失败的过程。许多目前无法负担昂贵医疗费用或医疗保险的人，倾向于寻求较自然、价格低廉的治病方法，或根本不寻求任何治疗方式。相对于接受治疗者的高死亡率，死于未接受任何治疗的病人所冒的风险是微乎其微的。但是，不治疗、低死亡率的风险却被"免费健康关照"所打压。20世纪80年代住在欧洲的塞浦路斯时，我目睹了习惯依赖自然疗法已有数千年历史的民众，突然变得离不开现代医疗体系了，因为现代医疗体系是可以免费获得的。免费赠送某件东西，永远是一个有效的市场营销策略，它可以让人们去做或去购买原本永远不会去做的事或购买的东西。提供免费健康呵护的做法，不仅蒙蔽并误导了塞浦路斯、德国、法国、英国、加拿大的民众，而且，一旦美国社会进入这个体系，它也将会对美国人民造成同样的影响。

这并不是说，这个趋势对医疗体系而言就是个完全的错误。只要人们不为他们的身体健康、不为他们的情绪健康、不为他们的饮食习惯和生活方式负责，我们就会拥有这么一个危险的体系。这些没有任何保障功能的治疗方式，对数以百万的人们造成毁灭性的伤害。举例来说，癌症病人通常会经历非常强烈的不良反应，因为这些治疗本质上是高度侵犯性的。标准的癌症疗法所提供的不是治疗，而是破坏。这些治疗潜在的优点不仅令人存疑，而且根据事实研究证明是不存在的。

11
你能相信化疗吗?

前白宫新闻发言人史诺（Tony Snow）在 2008 年 7 月过世，时年 53 岁，那时他做了一系列结肠癌的化学治疗。2005 年，史诺被诊断出结肠癌，接受手术切除了结肠，并进行了 6 个月的化疗。两年之后（2007 年），史诺再次接受手术切除其腹部区域生长的肿瘤，位置就在原来发生癌症的附近。"这是一个非常容易治疗的病例，"威尔康乃尔医学院（Weil Cornell Medical College）的肠胃肿瘤科医生欧逊（Dr.Allyson Ocean）说，"许多病人接受了我们的这些疗法，在接受治疗的同时，还能够工作并享受着有质量的生活。任何认为这些疗法是死路说法的人都错了。"

当然我们现在知道了，欧逊医生才是真正的大错特错。

媒体的头条新闻指出史诺是死于结肠癌，虽然他已经失去了结肠。很显然，这个恶性肿瘤"回来了"（从哪里?），并扩散到肝脏及体内的其他部位。事实上，结肠手术严重地限制了他身体正常的缓解功能，使得肝脏和组织液负载了过多的有毒废弃物。先前一系列的化学治疗使得他的体内非常多的细胞发炎，并造成无法挽回的伤害，同时也损害了他的免疫系统——这一切，简直就是一个促使新的癌症生长的完美过程。现在不但无法治疗原来那个癌症的成因（除了新被创造出来的那些），而且史诺身体的肝脏和其他部位还发生了新的癌症。

主流媒体当然会坚持史诺是死于结肠癌，因此更加坚定"只有癌症会杀人，而治疗不会"的信念。似乎没有人提出这样重要的理论：对癌症病人而言，一方面全身在接受化学毒药和致命放射治疗，一方面却希望在这种情况下被治愈，这是极度困难的。这就好比当你被毒蛇咬了，却没有注射任何解毒剂，以致全身是毒，身体无法再起任何作用。

在史诺为他的第二次结肠癌做化学治疗之前，他看起来仍是十分健康强壮的。但进入治疗后的几个星期，他开始声音沙哑，看起来十分虚弱，脸色死灰，并开始掉头发。是癌症导致他出现这些症状吗？当然不是。癌症不会导致这些症状，但化学毒药会。他看上去比一个被毒蛇咬过的人还要虚弱。

主流媒体是否曾经报道，所有的科学证据显示，化疗对结肠癌患者的 5 年存活率效果是"零"？（注❷）有多少肿瘤科医生曾为他们的癌症患者站出来，保护其不接受化疗？因为他们知道，让患者不去比去接受任何治疗还死得快？当你知道如果医生自己被诊断出癌症时，他们大多数人是不会考虑让自己进行化疗的时候，你还会放心地把自己的生命交到他们手上吗？他们到底知不知道那些你所不知道的事？在美国，每年因医生判断失误而造成的死亡人数现在增加到 75 万例，这消息很快就传播出去了。

很多医生因为有好的、充足的理由，不再相信他们以前所做的事情了。

"这个国家多数的癌症病人死于化疗……化疗无法缓解乳腺癌、结肠癌或肺癌。这个事实 10 年前就已经被证实了。至今医生仍使用化疗来治疗这些肿瘤……接受化疗的妇女似乎比不接受者还死得快。"——列文医生（Alan Levin，M.D.）

澳大利亚北悉尼癌症中心（Northern Sydney Cancer Centre）放射肿瘤科（Department of Radiation Oncology）做了一项调查，研究 22 个主要出现在成人身体上的恶性肿瘤，从化疗后 5 年存活率的效果看，出现了令人吃惊的结果：在澳大利亚估计是 2.3%，在美国则是 2.1%。（注❸）

这个研究包括了来自澳大利亚《癌症信息》（Cancer Registry）以及美国《监测、流行病学和最终结果》（Surveillance Epidemiology and End Results）的资料。目前患癌症的成人，其 5 年存活率在澳大利亚是 60%，且不少于美国。相比较之下，化疗对癌症仅有 23% 的贡献，不能解释为何要付出巨大的治疗费用，同时要承受因治疗而造成的严重且具毒性的副作用。用这微弱的 23% 的成功率，将化疗当成是一种治疗方式来推销，是最大的欺诈行为之一。化学疗法平均每年为每个医疗业者赚进 30 万～100 万美元，截至目前，推广这个伪医学（毒药）已赚进 1 万亿美元。据美国商业部的统计,医生用化疗、放疗、X 光、外科手术、住院、看诊和麻醉,每年可以从每位病人那里获得 375000 美元。这对任何医生来说,都是非常诱人的。

一个病人被治愈,就意味着一座金矿从他们眼前消失。为此,医疗机构会想尽各种办法来维持这个骗局,这不得不令人惊讶。

1990 年来自海德堡大学肿瘤医院(Tumor Clinicof the University of Heidelberg)倍受尊敬的德国流行病学家埃布尔博士(Dr.Ulrich Abel),针对之前所有对化疗药物的主要临床研究进行了详尽的调查。埃布尔博士联系了 350 家医学中心,请他们把所有曾发表过与化学治疗相关的数据寄给他。他也回顾并分析了数千篇刊登在最有名望的医学期刊上的科学文章,花了好几年的时间收集并评估数据。他对流行病学的研究为"进展性类上皮癌的化疗:关键性的回顾"(Chemotherapy of Advanced Epithelial Cancer:a critical review)。他的研究成果,应该会改变每位医生和癌症病人对使用最普遍的治疗方法所带来风险的看法。在这份研究报告中,所有化疗的成功率都低得可怜。报告同时指出,在目前的研究中,没有任何证据证明化疗方法可以"延长患有最常见器官癌症病人的生命"。

埃布尔博士指出,化疗无法改善患者的生活质量。化疗是一片"科学的荒漠",虽然没有科学证据证明化疗有用,但医生和病人都不愿意放弃它。主流媒体也从未报道这个非常重要的研究成果。其实，这一点也不令人惊讶，因为对媒体提供大量赞助的是制药公司。美国的期刊上找不到任何一篇关于埃布尔博士研究的文章，虽然它在 1990 年就发表了。我相信这不是因为他的研究成果不重要，而是因为它无法被人反驳。

事情的真相对制药行业来说，要付出的代价太大且无法承受。如果大众媒体报道相关情况，包括化疗药物在内的医疗用药过去在美国和全世界是被用来当成集体屠杀的武器这个真相，那么他们最大的赞助者（药厂）肯定会从电视台、广播电台、杂志和报纸等媒体上撤掉那些会误导人的广告，对媒体而言，大量的广告收入也就会丢掉。所以没人那么去做，没有哪家公司想要破产。

很多医生尽可能地给那些患有肿瘤但尚未恶化到需要手术的病人施予化疗处理，即便他们完全知道那样做不会给患者带来任何好处。至今，他们一直宣称化疗是种有效的治疗方法，而他们的病人也认为"有效"等同于"治愈"。医生指的是 FDA 对"有效"药物的定义，就是缩小肿瘤体积 50% 或使状况持续达 28 天。他们没有告诉病人，让肿瘤缩小，与治愈癌症或延长寿命并没有相关性。透过化疗让肿瘤暂时缩小，并不代表治愈癌症或延长寿命。换句话讲，你的肿瘤不接受治疗，你也照样可以活得跟接受化疗（或放疗）而肿瘤缩小体积的情况一样久。总而言之，肿瘤几乎不会杀死任何人，除非它们阻塞了胆管或维持生命所需的通道。虽然在主要的癌症中，肿瘤不会危害健康或威胁生命，但现在它却被当成是地球上最危险的东西来对待。无论是早期诊断肿瘤还是成功地缩小肿瘤体积，这些进展都无法让现在的癌症病人存活时间比 50 年前有所增加。

这再明显不过了，无论使用了什么标准化的医药治疗，都是错误的治疗。

此外，化疗也从未显示出对癌症有效的治疗效果。相反，身体仍然可以治疗它自己，事实上它恰恰是通过形成癌症来达到自疗的目的。

与其说癌症是一种疾病，不如说它是一种身体自我治疗的反应。它是身体试图治疗自身不平衡的状态，有时这个治疗反应会持续到一个人接受化疗（放疗）时。不幸地如同先前提到的研究一样，当病人接受化疗时，真正被治愈的机会已经大大地减少了。

治疗的副作用可能很大，但它们均以"值得信赖的化学治疗"为名义，令病人及所有爱他的人感到心碎。虽然医生承诺药物治疗可以改善病人的生活质量，但事与愿违。大家都知道，这些药会导致病人呕吐、掉发、削弱他们的免疫系统。化疗会让病人产生致命的口腔溃疡。它通过摧毁数十亿的免疫细胞（白细胞），来攻击免疫系统。它致命的毒性让身体的每个部位都被感染。这些药物会让肠壁组织坏死。化疗最常见的副作用就是令患者失去能量。医生给化疗病人提供很多额外的新药，往往会让他们在使用时不去注意这些药品的副作用。

记住，化疗缩小肿瘤体积的原因，是因为化疗在人体内会造成了极大的破坏。

如果你有癌症，你也许会认为感到疲倦只是这个疾病的一部分。这不是实情。感到不寻常的疲倦多半是因为贫血，而这恰恰是使用化疗药物后一种常见的副作用。化疗药物会明显地降低你身体红细胞的数量，抑制600亿～1000亿个输送氧气的红细胞。你会逐渐感到身体里能量的丧失，从每个细胞被摧毁开始，人还没死，但身体却死亡了。化疗造成的疲倦，对所有接受治疗的病人的活动力造成89%的负面影响。因为没有了能量，人就没了欢乐和希望，所有的身体功能也变衰弱了。

一种长期的副作用使这些病人的身体不再对营养或可加强免疫的方法有所反应。这些或许能解释为何没接受任何治疗的癌症病人，比接受治疗者其缓解率高出4倍。令人难过的是，化疗无法治疗的癌症高达96%～98%。确切的证据（对大多数癌症来说）显示，化疗对存活及生活质量的正面影响并不存在。

至少可以这么说，推广化疗成为有效治疗癌症方法是一种误导。因为会永远伤害身体的免疫系统和其他重要部位，所以化疗已成为因治疗而造成疾病的主要原因之一，如心脏病、肝病、肠道疾病、免疫系统疾病、感染、脑部病变、疼痛以及快速老化等。

在同意接受毒害之前，癌症病人需询问医生，并要求医生们提出观点或证据，证明肿瘤体积缩小，代表生命延长存活时间。如果医生告诉你，化疗是你存活的最佳选择，你就知道他们要么是在骗你，要么他们就是真的被误导了。如同埃布尔博士的研究报告上所显示的，在医学文献中没有办法找到任何这样的证据。

让病人接受化疗，剥夺了他们去寻找或参与一个真正治疗的公平机会，否则会被以犯罪起诉。

12
癌症是什么？

根据我们现行的医疗模式，癌症是一个用来表述约 100 种独特疾病的通称，而它们都有个共同的因素：不正常的细胞不受控制地成长及扩散。当我们的身体需要更多细胞的时候，就会自动产生。举例来说，每个做过肌肉训练或规律运动的人都知道肌肉会因此变得强壮。当然，我们不会把这些身体为了响应对肌肉力量增加的需求而多长的细胞组织，说成是不正常的生长或肿瘤。但如果细胞并不是因为需要而出现分裂，它们就会形成多余的组织团块，而这些团块被称为肿瘤。如果这些肿瘤是"恶性的"，医生就会说它已经癌化。

只要导致癌症的根本原因不被知晓，且得不到适当地处理，癌症就会继续是一种谜样的疾病。癌症是一种令人迷惑的现象，被（错误地）贴上"自体免疫疾病"的标签，被说成是用来对抗身体的疾病。这与事实相差甚远，甚至连所谓的"死亡基因"都只有一个目的，那就是让身体不会走向自我毁灭一途。死亡基因是为了确认细胞在它们正常寿命的终点死亡，且被新的细胞取代。

如果身体是被设计出来为了存活而不是为了毁灭自己，那么它有什么理由允许额外细胞组织的成长，并杀了它自己？

这一点都不合理。找到真正治愈癌症方法的最主要障碍，是现代癌症治疗中的那个根深蒂固的错误假设，认为身体有时会试图毁灭自己。医学院学生接受过了解疾病发展机制的训练，却不甚了解疾病成因。从浅表来看，对学生而言，一个疾病会发生是因为有某个东西破坏并伤害身体。从深层次的观点来看，疾病的发生只是身体试图去净化和治疗它自己，或是延长生命的做法。既然医学教科书对真正的致病原因没有提供观点，就不难理解为何大多数的医生相信，身体拥有自我破坏或甚至自杀的能力或倾向。他们宣称自己客观地看待问题，不迷信，认为某些细胞会突然决定失去功能，恶意地攻击身体的其他细胞和器官。基于这个全然主观和毫无事实依据的观念，医生和他的病人对于身体试着保护它自己的概念就显得很困惑。尽管这些毫无疑问的"真实"概念都不表示身体会造成它的自我毁灭，但如果我告诉你，癌症从未杀死过任何人，你一定会觉得非常不可思议。

13
癌细胞的智慧

癌细胞不是恶性疾病进程中的一部分。当癌细胞在全身"扩散"（癌症的转移）时（注❹），它们的目的或目标并不是破坏身体维生的功能，使健康的细胞被感染，从而消灭它们的主人（身体）。自我毁灭并非是任何细胞的主要目标，当然，除非它老了，或遭到了破损并准备好要再生。癌细胞如同其他所有细胞一样，明白如果身体死了它们也会死亡的道理。多数医生和病人认为癌细胞试图摧毁身体，并不意味着癌细胞事实上真有这目的或能力。一个癌肿瘤既不是造成身体逐渐毁灭的原因，也不是导致身体步入死亡的原因。癌细胞里甚至没有任何可以杀死任何东西的物质。你去问一问走在大街上的人们，知不知道癌细胞是如何杀死人的？你可能无法得到一个明确的答案。如果去问医生，同样的问题，你得到的答案应该不会更好。但你却不会听到"癌症不会杀死人"这个答案。

与传闻相反，最终导致一个器官衰竭或整个身体死亡的，是健康细胞组织的消耗，是持续性的养分和生命能量遭受损失而带来的结果。供应器官细胞得以维生的养分减少或终止，不是癌肿瘤的结果，而是癌肿瘤形成的最大原因。

从定义上来说，癌细胞是正常的、健康的细胞，经过了基因突变，使它能在无氧的环境中生存。换句话讲，如果你剥夺了细胞赖以维持生命的氧气（其能量的主要来源），其中的一些细胞就会死亡，但有一些则会改变它们的基因排列程序，以一种非常巧妙的方式进行突变，它会变得不需氧气就能生存，并让自己可以从细胞代谢产生的废弃物中获得所需的能量（更多说明请参见第二章）。

如果我们比较癌细胞和正常微生物的行为，就容易理解癌细胞的现象了。举例来说，细菌主要被分成两类——有氧的和厌氧的（注❺），也就是需要氧气或不需氧气就能生存的。有一点非常重要：人体里的细菌比细胞还要多。有氧细菌在充满氧气的环境中生长，它们的责任是帮助消化食物以及产生养分，例如 B 族维生素。另一方面，厌氧细菌能在氧气无法到达的环境中出现并存活，它们分解废弃物、有毒沉积物，以及死掉的、破损的细胞。

14
细菌及感染令人惊异的角色

在多余的废物不断累积和需要分解时，破坏性的细菌会自然地大量增加。你是否曾经想过，为何我们身体内的细菌会比细胞还多？多数细菌是在体内被生产出来的，相比较而言，从体外进来的比较少。身体也会从微小的、无法被消灭的胶状生命体（Colloids Of Life）"培育"出细菌。全世界最优秀的医学研究者之一，贝尚博士（Dr.Antoine Bechamp，1816—1908）称这些细胞组成物质为 Microzyma。德国科学家恩德莱因博士（Gunther Enderlein）在 1921—1925 年针对这个研究发表了报告，称它们为原生生物（Protits）。原生生物是血液和细胞中的微小圆点，你可以在任何显微镜中清楚地看到它们。这些小圆点或胶状生命体是无法被消灭的，即使在身体死后都还能生存。

根据多形性（Pleomorphism）的现象，这些原生生物会发展或改变形式，以应对血液或细胞周边环境不断改变的情况（酸碱平衡）。当细胞的环境变酸或有毒性时，原生生物就会转而变为微生物，来分解和清除身体无法自行处理的死亡细胞、有毒物质和代谢产生的废弃物。如果需要处理更多的死亡、虚弱的细胞和其他废弃物的话，原生生物就会变成病毒，甚至是真菌。

你或许知道要摆脱脚趾甲或足部的真菌有多困难。真菌会伴随死亡的有机体，如充血、半腐烂或死亡的脚指组织出现，尤其会迫使身体产生或吸引愈来愈多的真菌，以帮助足部无生命部分的分解。

或许你还知道，癌细胞里充满了各种微生物。对抗疗法没有真正解释它们是如何进入细胞的，除非它们是病毒引起的。大多数的医生假设病菌来自外面，但这个假设并未被证实。甚至连创造微生物理论的巴斯德教授（Louis Pasteur）对此都提出质疑。

如同贝尚和恩德莱因等杰出的科学家所提出的，这些细菌是在细胞里创造出来的，以对身体无法清除的有毒废弃物做出反应。它们也会让自己附着在其他虚弱、营养不足的细胞组织上（尤其是氧气不足的细胞），目的就是分解这些受损的、虚弱的细胞。这个细菌所进行的活动，就是广为人知的"感染"。而像癌症一样，感染并不是一种病，反而是一种复杂的由身体和微生物联合起来的行动，以避免因有毒废弃物堆积在身体的组织系统、淋巴系统或血液中，造成窒息和毒害。

如果你把家中的厨房垃圾堆放在一个区域，它会吸引一大堆苍蝇和细菌，而这会产生一股腐败的气味。你当然不会怪罪苍蝇和细菌造成恶臭，它们只是试着去消化某些垃圾。同样地，那些被吸引或在不健康的细胞内产生的微生物，并不是问题的一部分，它们是解决问题的一部分。

受到感染时，如果能适当地用净化和营养的自然方式处理（注❻），就能有效地预防有氧细胞基因突变成癌细胞。癌症和感染有着共同的原始起因，因此，非常多的癌症病人在经历一次重大的感染如水痘之后，就会完全缓解，且继而发现在感染痊愈之后，他们的肿瘤也不见了。根据过去 100 多年来所进行的 150 多项研究发现，自然的肿瘤复原会发生在细菌、真菌、病毒和原生生物感染之后（注❼）。在发热的过程中，肿瘤逐渐崩解，而癌细胞迅速地通过淋巴系统和其他器官的代谢而被清除。在这么一个重大的感染（一个由细菌和免疫系统所引发的恰当的治疗机制）下，一个相当大数量的有毒废物会被分解，并从身体中清除。这会再度让缺氧的细胞得到氧气，在与氧气接触之后，癌细胞会死亡，或会变回正常的细胞。肿瘤已经没有理由再待在那儿，因此癌症的自然缓解就会发生在这些病人身上。在某些案例当中用这种方法，约鸡蛋般大小的脑瘤会在 24 小时内自然地消失。对医院中的癌症患者，以传统的方法去抑制他们的感染和由此造成的发热现象，是不当的医疗行为。

医院必须为本应轻易就能拯救，却不幸丧生的数百万生命负责。

15
细菌不会造成癌症

只有在身体杂质或废弃物聚集，或组织损伤情况已发生时，细菌才会变得活跃和具有感染性。无论它们是因细菌或病毒引起的，也无论它们是在身体内部产生的还是由外部环境导致的，这都是事实。破坏性的微生物（那些包含在一次感染之中的）在一个干净、循环良好、充满氧气的环境中，其实是无事可做的。没有东西需要被丢弃，也就不需要任何免疫反应（发热、淋巴结肿大、免疫系统功能增强，或其他类似的自我防御方法）来保护身体。

即使有伤害性的细菌进入一个健康身体的细胞组织，它们也不会造成任何伤害。病毒不会渗透进富含氧气的细胞核心中，因为一旦接触到氧气，它们便会被杀死。一个富含氧气的细胞同时也会产生强大的抗病毒物质，如干扰素。如果因为某种原因让病毒接触到了细胞，因其出现对身体没有好处，病毒就会被细胞的防御机制或一般的免疫系统消灭掉。病毒不会帮助细胞突变成癌细胞，除非这对身体具有最大的益处。我们不应该掉入以为这是个自我毁灭行动的陷阱里去。.

再度提醒：癌症不是一种病，而是一种机制，它只在其他保护方法失效时，才会发生。

万物的每个阶层，从最小的微粒到宇宙中最复杂的星团，都有其深刻的目的和智慧。许多科学家和医生偏向视自然是一种随机、无条理的形式，但并不表示它真的是混乱且不可预测的。癌症并不像"专家"让我们相信的那么混乱，它有很多的目的和意义，像病毒或细菌一样。病毒只会感染快要变成厌氧细胞的细胞核。因此，在癌细胞中发现病毒，无法证明就是那些病毒造成了癌症。事实上，病毒试图预防身体的死亡。它们是为了身体而生的。对虚弱、退化的细胞而言，转变它们的原生胶质成为细菌、病毒和真菌，是完全正常的。它们是为了帮助身体，防止造成比有毒废弃物的累积而形成的更大伤害。

用杀死细菌的药物来抑制例如牛痘之类的感染，破坏了非常多的细菌族群。这些细菌族群是来帮助、刺激极度需要帮助的免疫系统，以清除会造成癌症的毒物的。现今全世界接受疫苗的大众，他们的自然免疫力出现了明显退化，现代的疫苗计划必须为此承担最大的责任。身体不再由真正的免疫力来对抗感染性疾病，而是把它交给疫苗（抗体产品不会创造免疫力）来处理。事实上，每一支疫苗都让免疫系统变得更加虚弱。

举例来说，新的疫苗据称能够预防宫颈癌（因为人类乳突病毒或 HPV），但它仅仅是把毒物移到身体其他区域，这可能会造成"敌人"已经死亡，身体已经治愈并且安全的假象。但是这根本就不可能！通过利用这种"万灵丹"的方法来获得症状消失是一种短期利益，就长期而言，会造成更加严重的负面效果。这些治疗把焦点放在快速缓解症状上，事实上却妨碍了身体寻求毁灭性的微生物来协助分解并清除体内的有毒废弃物。

当有毒废弃物和细胞残骸在体内集结时，它们就会像定时炸弹一样，但大多数人不希望听到计时器的"嘀嗒"声，他们把头埋在沙子里，希望这些问题会自动消失。当"嘀嗒"声（症状）变得愈来愈令人紧张且恐惧时，去看医生的结果只会导致这个定时装置的爆炸。炸弹仍完整无缺地存在，爆炸只是时间的问题，只是在此时，计时器没有了，不会出现太多的提醒。从另一方面来看，如果让毁灭性的微生物来帮忙，不仅能把定时炸弹的雷管拆除，还能拆除整个炸弹。这些微生物分泌的有毒物质，促使免疫系统启动一个先发制人的行动，防止潜在癌肿瘤的形成。癌肿瘤的自然消失并不是一个罕见的奇迹，它发生在数以百万的人身上，在不知不觉中将这些定时炸弹通过诸如简单感冒之类的感染从人体中驱散出去。这也就是95%的癌症为何在没有任何医疗介入的情况下出现又消失的原因。

基于最新的统计信息，我们可以预计，利用抑制性的方法来治疗癌症，例如放疗、化疗和手术等，会让患者完全缓解的机会从28%降低到7%，甚至更少。抑制性的医疗方式必须为每100万名癌症病人中至少21000人的死亡负责。这21000人如果不接受任何治疗，他们或许会康复。根据美国癌症协会对

2008 年癌症死亡率的统计，2008 年有 565650 人死于癌症，比 2007 年多了 6000 人。

在一个被认为拥有全世界最先进、最成功的医疗保障体系的国家，这个趋势清楚地显示，现行的以症状为导向的治癌方法是极度错误的，事实上也是失败的。

16
噢，这些坏自由基

在现在想象如果我们真的把焦点放在消除癌症的根本原因上，我们会不会发现癌症根本不是我们之前所认为的是一个威胁性的疾病，或是会杀人的疾病？

你也许会想，那些大家都在谈论的坏的过氧化自由基（Oxygen Free Radicals）呢？它们不就是大多数癌症和其他疾病的背后因素吗？如果真是这样的，我们除了用维生素 C 等抗氧化物来清除它们，还应如何加强我们自身的防御来对抗它们呢？

过氧化自由基非常容易对氧分子产生反应。它们会使铁生锈、败坏脂肪，也可以在已被斑块阻塞的动脉中找到。很多研究人员相信自由基与癌细胞的形成有关。就像细菌一样，自由基被冠上了不公平的坏名声。自由基在地球生命的初始就存在了。为什么它们能导致现在的美国人中，每两个人就有一人得癌症？而在 100 年前，却只是 8000 人之中才有 1 人遭受这种命运？难道自由基经过 100 年演变变得比以前更加致命，更加急切地想让我们因氧化而死？答案当然是"不"。

自由基只会使已经衰微且可能对身体造成损害的东西氧化并毁灭它。它们从来都不会攻击健康的维持生命的细胞组织，但它们会在某种东西被摧毁时变得不起作用，并在身体的生理平衡遭到威胁的时候自然地转变。衰弱或破损的细胞以及累积的代谢废弃物，身体的淋巴系统可以轻松地清除它们，但当它们被困在组织中而自由基没有履行自己的职责时，它们就会变得十分危险。增加自由基的活动并扩散感染性的细菌，是身体自我清扫的一个最佳选择，尤其是当身体的免疫系统已经遭到危及时。因此，无论是自由基或是细菌，都不能被认为是疾病及老化的起因。疾病事实上是一种治疗的机制，而老化是体内阻塞的结果，事实上，自由基会对疾病和老化产生影响。

我们通常用医药介入来"预防"或抑制感染，使得我们的肝脏、肾脏，还有免疫、淋巴和消化系统的功效愈来愈低，导致身体的细胞组织无法清除有害、有毒的废弃物。

自由基像清洁工或拾荒者一样，会清除堵塞的废弃物和受损的衰败细胞，疼痛也扮演了治疗助手的角色。疼痛仅是一个信号，代表身体忙于治疗反应，包括修补受损的组织和净化自己。但通过用药物抑制疼痛，你会使身体内部的沟通及治疗机制短

路，迫使它紧紧抓住自己的废弃物，最终窒息在里面。癌症就
是身体处理这类烦人、反常情况时所产生的自然结果。

17
基因突变不会造成癌症

  癌细胞是由正常的需氧细胞，为了在氧气被剥夺的环境中
生存通过基因演变而成的。为什么一个包含细胞基因结构（DNA）
的健康细胞核，会突然决定要放弃对氧气的需求，将自己转变
成癌细胞？要解答这个谜题，你必须改变你对"癌症是什么"
的看法。如果你相信癌症是一个具有侵略性的、威胁生命的疾病，
并会任意地扩散到全身，必须使用致命的药物、放射线或手术
来阻止它或延缓它，那么你将不可能找到令你满意的答案。

  那些在心中知道每个自然现象因果定律的人，一定会想，
癌症是否只是一个根本的、不正常的原因产生的自然结果？把
癌症当成一种病来治疗，而不弄清楚它的根本原因完全是治疗
不当，也就是"很糟或错误的做法"。现在已经很清楚了，这种
抑制性治疗方法对多数癌症病人来说，有潜在致命的危险。现
行的医疗方法不仅没有降低癌症的发生率和死亡率，事实上这
两者都升高了，反而去怪罪基因是毫无用处的。

  癌细胞的基因蓝图并未依照在其他正常的身体细胞中发现

的原始基因蓝图（DNA）来排列。它的基因不是突然决定或自愿变成人们所谓的"排列错误"或恶性的。基因蓝图不会遵照任何事物来行动，但当细胞环境改变了，它们就会改变，形成与原始蓝图不同的排列方式。

根据2001年12月《癌症研究》上发布的美国研究，基因DNA-PK和P53是身体修补系统的必要元素。在它们未受损伤时，细胞会很安全，但只要其中一个出了问题，细胞就会不受控制地以几何倍数繁殖。DNA-PK正常情况下，是用来修补受损基因的。但癌化细胞能够控制DNA-PK的力量，来修补抗癌疗法对它们造成的损伤。这会使得癌细胞愈发去对抗治疗，这也就可以解释，为何正统的癌症治疗，像化疗和放疗，会遭受如此的失败。愈是使用放射疗法或激烈的抗癌疗法，癌症就会变得愈加"致命"、愈加强大，同时也就大大地降低了人们的生存机会。这就类似攻击一头狮子或水牛，你愈猛烈地攻击它们，它们就会变得愈加凶猛。就像不断地使用抗生素攻击细菌，会让它们对药物治疗产生抗体一样。其结果是造成对抗生素具有抗药性的微生物大量繁殖，它们往往是致命的。最常使人们的免疫系统因抗生素使用变得虚弱的地方，就是医院。这让医院成了地球上最危险的地方。

现在，P53像一个警示系统不断传送出停止受损的细胞分裂和形成肿瘤的信息。这个强大的基因在约80%的癌症中被改

变了。但癌症研究的焦点不应放在是什么种类的基因发生突变
（基因以缺陷显示出来）上，而应该放在导致它突变的身体变化
上。再重复一次，基因不会没有理由地改变，只有当它们被迫
适应细胞环境有害的改变时，才会这么做。

18
癌症：巧妙的解救任务

是什么极端的环境会导致健康细胞放弃它原本的基因设计，
而停止利用氧气？答案非常简单——缺氧的环境。正常细胞会
通过结合氧气和葡萄糖来满足它们的能量需求。"细胞突变"只
会在没有氧气或氧气极少的环境中发生。没有了氧气，细胞就
得找到其他的方式来满足它们对能量的需求。

最有效率的选择是通过发酵获得能量。无氧细胞（癌细胞）
会在大量代谢废弃物堵塞的区域茁壮成长。这些细胞能够通过
发酵获取到能量，比如代谢废弃物、乳酸等。这有点类似一只
饥饿的动物会去吃它自己的排泄物。通过再次利用乳酸，癌细
胞完成了两件事：第一，它们取得维持生存所需的能量；第二，
它们把这些具有潜在危险性的代谢废弃物，带离了健康细胞的
环境（细胞间液或结缔组织）。如果癌细胞不能从细胞环境中清
除乳酸，这个极度强酸就会积累，且导致致命的酸中毒——一

种因为高度酸性使健康细胞毁灭的环境。没了乳酸代谢肿瘤的出现，乳酸就会造成血管壁的穿孔，且随着其他废物和污染物进入血液中。其结果就是血液中毒（败血性休克）和随之而来的死亡。

身体视癌症为一种非常重要的防御机制，即它可以造成新的血管生长，以确保癌细胞接收到急需的葡萄糖供应，以此能够生存和扩散。现在我们已经知道癌细胞不会造成死亡，而是预防死亡，至少是可以维持一段时间，直到清除掉导致整个有机体死亡的废弃物。如果我们考虑到癌症的这个启动机制（起因），就能避免类似的结果出现。

癌症不是病，这是身体所能控制的最终且最孤注一掷的生存机制。它只有在身体其他所有自我保护方法已经失败的状况下，才会掌握控制权。要真正地治疗癌症，以及明白它在人类生命中的真正意义，我们就必须了解当某些细胞以不正常的方式生长时，身体会采取什么行动以符合它的最大利益。

癌症并不是身体要自我毁灭的征兆。

19

对抗癌症的黄金钥匙

癌症从发病到死亡，往往为期数年。一个多数人错误的认知是：当身体极度不适，到医院检查并确诊为癌症晚期后，便认定癌症发病是很快的。有些人还会谈到："我定期去检查身体都没有什么毛病，怎么突然就得癌症了呢？"其实，是否得病不能单纯凭借身体疼痛来判定，更不能单纯凭借你是否做过检查来进行判定。首先，常规检查没有特定的针对性。其次，检查自身也不一定涵盖癌症确诊所具备的条件。或者说当检查没有按照是否患了某种癌症这条思路进行，便没有针对性。

我们观察癌症晚期的病人，即使已经确诊，直至离开人世，至少需要3～9个月时间，有的人还会存活长达一年半以上，因此从这一点上说它是典型的慢性病。最致命的往往还是错误的意识，在99%的人看来，只要确诊癌症晚期便意味着提前宣告死亡。试想，如果癌症晚期便代表着宣告死亡，那么将无法解释部分癌症患者的自然康复。癌症之所以自愈的核心首先在于思想的解放。

若要有效治愈癌症，首先要解决三个问题，分别是：饮食、运动和心理治疗。最为重要的是心理治疗，多数医院里都没有专门针对癌症的心理咨询中心，往往只是简单给病人以简单的关心和安慰。再加之医生的本位思想认知，所做的也只是尽人事听天命。因此绝大多数患者便在这种缺乏心理治疗的环境下对自己的健康彻底绝望直至走向死亡。《英国医学健康杂志》曾做过一组数字统计：积极心态的肿瘤患者康复率比消极肿瘤患者的康复率高出了 50%。大家往往仅仅关注肿瘤会长大，可鲜少有人知道肿瘤还会消失。医院对此的解释往往是可能是误诊。实际情况多半不是误诊，有产生就必然有消亡，既然可以生长，也便可以死亡，肿瘤也是一样。但是西方医学的做法一般都是一以贯之的野蛮手段：切除。从利于患者的角度出发，癌症患者是不应该使用直接切除的方式消除肿瘤的。因为做手术会有两个严重的后果，其严重程度是致命的。第一，严重破坏人体免疫系统，丧失康复的动力。第二，如若术后癌细胞不能根除，会直接导致癌细胞扩散。就像挖树根一样，树根若不能彻底刨除，只是短期抑制了树根的长势，后果则是毛根须根无限量增生，也就是癌扩散。一旦扩散，往往也就很难治疗了。

目前有很多医学机构称癌症的产生是长期服食致癌物质导致的结果，比如长期食用油炸类食品、含有农药残留物的蔬菜等。事实这些说法都是片面的，不可否认这些食品有害健康，但并不等于吃了这些食物就一定会得癌症。

那么癌症产生到底和什么有关系呢？在长期与病人的接触中我发现，很大一部分癌症患者的性格都趋于内向，部分患者甚至有严重的心理疾病。了解病人的患病史，发现癌症病人在发现身体明显不适前的一段时间，往往都有过强烈的精神刺激或精神压力。因此在治疗过程中应当十分关注患者的心态，以树立病人的信心和保持积极乐观的态度为首要治疗因素。癌症在一定程度上是精神压力或精神刺激导致的身体机能紊乱，在与癌症患者的长期接触中发现癌症病人的心理调节能力都不是很好，在患癌前一度会因一些事情而长期失眠、痛苦、愤闷、委屈。长期的身心折磨继而导致身心疲惫、生物节律紊乱、免疫力严重下降，最后慢慢感到身体不适。当身体已到难以忍受时才想到去医院进行检查，可是得到的结果却是：患癌。

因此，保持乐观积极的心态，是防癌、治癌的黄金钥匙，一个身体健康的人如果乐观开朗，患癌的概率便会大大降低。一个癌症患者如果能够保持心态乐观，疗愈的希望便会大大增加。

第二章

癌症的物理成因

在生命的本质中，每个症状的出现都有它存在的原因，当我们采用对抗治疗方法时，通常无法找出隐藏在疾病后面的真正原因。

我们指的癌症，其实根本不是病，它只是一种免疫系统的延伸，用来帮助清除因拥挤而窒息的一群细胞。

每一种癌症发生之前，都会出现一种重大且持续的淋巴阻塞情况。淋巴流无法发挥作用的地方，就是癌化肿瘤最先出现的地方。

癌症是细胞处于逐渐饥饿状态的结果。当身体接收不到它原始设计所需的东西时，癌症就会发生。

当医生让病人接受化学治疗和放射治疗时，实际上是以病患的生命来玩"俄罗斯轮盘赌"游戏。他们无法预测或知道他们的病人在这场战役中到底是存活还是死亡。

皮肤癌中最危险的是黑色素瘤，通常出现在皮肤没有被太阳晒到或者晒得不够的地方。如果你有机会并有理想的保护措施，请让全身晒个够。

01
识别癌症的起源

想要了解和找出癌症的物理成因，你首先需要抛弃"癌症是一种病"的想法。你不能一方面相信身体内在的智慧及治疗能力，另一方面却又对它心存疑惑。在前一个病例中，你从身体所做的事情中得到了鼓励，但在下一个病例中，你又被它做的事情吓得要死。对你而言，对于"癌症是什么"的观点，最终决定着你是会被治愈，还是仅仅在打一场胜算不大的战争。

持有癌症是一种病的观念，你会表现出一种几乎每个癌症患者都会有的强烈信念，虽然这种信念建立在关于"癌症到底是什么"的错误概念之上，但它还是产生了一个对健康的偏见，从而进一步加深了癌症是疾病的观念，并试着改变癌症的状态以得到健康，显示生理及心理各部分存在的不平衡。一个有平衡健康状态的人，是不会尝试去改变身体目前状态的，他甚至从未想过这件事。对于持有癌症是一种病的观念的人，想要变得健康，需要很大的努力，而事实上可能适得其反，它会让你无法获得平衡。

治疗是一种接受、是一种允许、是一种支持，而非对抗和抵制。这是一种让疾病自然缓解的方式，是当你的身体无须全神贯注地去处理压力或感到威胁时产生的攻击和反击反应。这种反应能让身体产生极大的治疗能力。当然，任何情况出现都有值得学习的时候，包括身患癌症。一个人若有从面对和接受自己成了癌症病人的过程中获得某些收获的愿望，会让这个"疾病"得到一个有目的、一个令人感到鼓舞甚至是令人心满意足的经验。在过去30年与数百个癌症病人谈话的过程中，我发现他们几乎全部都获得了一个经验：癌症给他们的生命带来了最重要且积极的改变。

在现代社会中，我们习惯于去看事物的表面，而不去研究事物潜藏的本质。在生命的本质中，每个症状的出现都有它存在的原因，只是这个原因隐藏在其背后，看起来似乎与症状不相关。当我们在身体疾病的治疗上采用对抗治疗方法时，通常无法找出隐藏在疾病后面的真正原因，并予以治疗。它们不会轻易被检测到，除非我们开始把身体当成是一种整合了能量和信息的智能完美的程序，而不是把它当成一个由不同零件拼装的机器。

当我们把身体仅仅当成是由细胞和分子所组成的东西来对待时，就好比我们直接将中世纪的技术运用在现代社会里一样。现代科技和计算机的诞生，源于研究量子物理得到的信息和能量的原理。但提到生命的本质和治疗人类身体的时候，我们仍然依赖古老的牛顿学说原理。当我们用量子物理的方式来思考，去了解人类身体的运行方式时，事情就会变得相对容易一些。

你的意识、灵魂和精神，是你体内运行能量和信息的源泉。你的身体表现、行为、食物、液体、感觉和思想，决定了你的基因是否能很好地控制并维持你的"身体存在"。如果你（意识的存在）不再在你体内表现，能量和信息就会离开每个细胞，我们知道这就意味着身体的死亡。你不再存在，而且你的眼神会变得空洞无力。从表面看，你可以得到这样的结论—死亡让身体变成一堆无用的微粒。当然，如果你用一种超脱的观点来看待死亡，你就会觉得它是新的生命的起点，所有先前组成这些细胞的原子只是在重新定位，只是再次被拼装成新的形式，如空气、水、土、植物、水果、动物等。因此，死亡不是生命的终点，而只是改变存在的形式。此外，你的意识仍然不会受这些事物的影响，因为它们不是实体的（即使存在于一个实体之中），而且无法被破坏。

如果你把身体的一部分能量和重要的联结从某些部位上移走，这些部位会产生混乱和失序的行为吗？回答是肯定的。这就是医药界所称的疾病，它意味着你的身体不再以正常的方式运行。如同你已经开始了解的，疾病就像死亡一样，只是一种概念的显现。疾病只是新生事物的提供者。不过它不像死亡，只要身体的形式还存在，疾病就会提供给我们重新安置生命的机会。癌症只会在我们身体、情绪和精神的某个或多个部位不再存在时伤害我们。癌症会使这些麻木的、受抑制的、被阻塞的部分复苏，不管它们在本性上是实体还是非实体的。这种复苏会以多种方式发生，它提醒我们提高对这些生命中死亡区域的注意力。我们会逐渐地认识到，我们对身体某些部位以及整个身体，我们对自己的未来与过去，对大自然，对食物，对其他人，对地球的未来以及其他众多事物是多么的疏忽。我们也许还会开始了解我们对其他人或者我们自己有着多么深的负面情绪。我们也许会注意到，为何我们允许某些食物、饮料或药物，如止痛药、类固醇和抗生素来毒害我们强壮的身体。癌症如同警铃一样，时刻提醒我们要保护好我们的生命。铃声大到让人感到烦躁，这是件好事，因为相对于情绪上的痛苦，我们更容易去回应身体上的痛苦。

这个"疾病"（癌症），只会发生在循环通道或管腺被长时间持续阻塞时。本章单纯谈论身体内癌症的成因，虽然这也是有意义的，但我们还得去了解一下情绪和精神方面的原因，虽然这是第三章和第四章的主题。

02
癌症的进展阶段

这本书主要是写给大众读者看的，所以我会省略医疗术语和复杂的科研参考资料。我会用简单的先浅后深的表述方式来解释众多癌症是如何发展的。你将会看到癌症的各种症状和各种起因之间的联系。通过对癌症失序进展阶段的检测，我们将一起解开癌症之谜。请记住，每一个原因只是另一个原因产生的结果。最终我们将探索癌症形成的根源，并在第四章中做出解释。

我之前已提到，癌细胞是指在身体特定部位失去安全平衡和自我平衡能力的细胞。它不履行它的自然责任，转而从事一个新的专业工作，你可以称之为"缝补工作"。这不是一种巧合或坏兆头，而是一种乔装的必然和祝福。癌细胞抓住并吸收了新陈代谢时产生的有害副产品。如同我们将会看到的，这些废弃物无法脱离细胞环境，除非经由癌细胞"饥饿的嘴巴"进行处理。

一个存在于主流医学和普通大众之中的常识是，正常细胞突变成癌细胞，是因为身体犯下的错误，是因为世代相传的遗传原因，通常称为遗传倾向。

人类每一个伟大的发现，都显示了某件看似无用甚至有害的事，都是富有其意义和目的的。果树花朵的凋零，不是自我毁灭的暗示，这种毁灭带来的恰恰是给予水果生命的养分。虽然"癌症是身体创造出来的自我毁灭的一种武器（一种自我免疫的疾病）"这个观点是基于医药的测试结果，但它却没有反映出对科学的更深层次理解，它挑战了所有的智能和逻辑概念。我们是否需要给这些测试一个新的、不同的诠释，以让读者真正了解癌症是什么，以及它为什么会发生？

如同先前提到的，在美国，1900 年时只有八千分之一的人会得癌症。而现在每两个人之间就有一位可能会有癌症。每年就有将近 100 万人死于慢性病，多数缘于癌症。癌症近年来已超过心脏病排在死亡榜上的第一位了。到底发生了什么事？自然界和历史文献都没能解释这种大量死亡现象是正常的。古谚说："一知半解是危险的。"那么我们目前对癌症的知识，是否有其真实性呢？如果我们希望停止和转变现今癌症流行的状况，就需要我们扩大对癌症这个疾病的认知。不了解癌症成因，不理解它到底是什么，就会让它成为一种十分危险的疾病。

你长大后的每一天，身体在新陈代谢过程中会有超过 300 亿个细胞，其中有 1% 会损坏且发生癌化。你的免疫系统会检测这些细胞并摧毁它们。身体的"清理能力"如此有效率，使得癌细胞没有丝毫生存的机会。从某个角度上讲，每天产生这些种类繁多的癌细胞，对身体的生存而言，是完全必要的，它们确保了免疫系统能得到足够的刺激，以支持其防御和自我净化能力的高效率和更新率。

我们会自然地产生一个疑问：为什么相同的免疫系统会避免攻击那些为了应付严重拥挤而突变的癌细胞（如下方说明）？让我换一种方式来问这个相同的问题：为什么免疫系统能分辨出这两种癌细胞，然后做出消灭其中一种，同时让另一种不受到伤害的决定？

这个问题值得好好回答。一般而言，我们指的癌症，其实根本不是病，它只是一种免疫系统的延伸，用来帮助清除因拥挤而窒息的一群细胞。为什么免疫系统会妨碍自身为预防特定有毒代谢物进入血液而做出的努力？从环境因素角度来看，这些癌细胞对身体来说是非常珍贵，十分有用的，因而不能限制它们，有时甚至当它们进入淋巴管，被送到身体其他部位时（注❽），免疫系统仍然会尝试让这些有用的细胞存活下来。癌细胞不会在身体中故意扩散。它们会待在同样是拥挤的、缺乏氧气的地方。

身体内的健康细胞和癌细胞周围存在着"癌症杀手"白细胞，像 T 细胞。举例来说，在肾癌和黑色素瘤的案例中，白细胞修补 50% 的癌症，因为 T 细胞可以轻易地辨识出是外来的还是突变的细胞组织，如癌细胞。你可以预测到这些免疫细胞会马上去攻击那些癌细胞。但免疫系统会允许癌细胞补充营养，并长成更大的肿瘤或允许在身体其他部位发展。癌细胞会生产特殊的蛋白质，让免疫细胞远离它们，并帮助它们长大。

为什么免疫系统要和癌细胞合作，产生出更多或更大的肿瘤？这是因为癌症是一种生存机制，而不是病。身体会利用癌症，让致命的致癌物质和具有腐蚀性的代谢废弃物离开淋巴液和血液，进而远离心脏、大脑和其他重要的器官。杀死癌细胞，事实上会危及身体的生存基础。身体只会在导致肿瘤成长初期的阻塞状况消除之后，如同在第一章中所提到的，在一个如水痘或感冒的感染之后，才去攻击癌化细胞，知道这点是十分重要的。我将在后面的章节内容中讨论其他自然缓解发生的原因。

堵塞

最迫切的问题是，我们在这里谈论的是哪一种堵塞，它又是从何而来？让我用以下的例子来说明：在纽约这种大城市中，平常时间或星期天的交通流量可能很顺畅，但在高峰时段，路上会突然出现非常多的汽车，远超过城市所能承受的负荷。交通堵塞的结果是你得花上数小时，才能从工作场所回到原本只要几分钟路程的家。最后，你安然到家。这种是我所称的"暂时性的堵塞"。如果因冰或雪造成严重的交通意外，情况就不同了，回家的路会完全被堵住。这件意外影响了每辆行进中并没违反交通法规的汽车。同样受影响的，还有运送货物去仓库、载垃圾去垃圾掩埋场的车辆，赶着回家照顾小孩的母亲，要去机场赶飞机的商人以及其他数以千计因各种原因行驶的人们。所有人都同样受影响，他们都无法到达其目的地。除非有人解决造成交通阻塞的原因，否则他们将继续被困在一大堆排放着废气的车阵内。如果有人提议最好用一部大型推土机把所有的车子推离路面，以解决拥塞的状况，你一定会认为他疯了。不过，这却正是对抗疗法处理癌症的方式。以癌症来说，在体内经常出现或多或少固定性的堵塞，而这个堵塞是另一处的阻塞造成的。氧气和葡萄糖等营养不再能被运送到它们的目的地，细胞产出的废弃物也无法被清除掉。摒弃用有毒的药物或外科手术这部"推土机"去破坏或清除被交通拥塞所影响的细胞，而去探寻阻塞发生的源头，会是个更有智慧的做法。

我们已知道了当一般细胞无法获得足够的氧气来进行代谢作用时，就会转变成癌细胞。没有细胞代谢，身体在数分钟之内就会变冷且死亡。为了保护某些无需氧气的代谢，细胞须转变成厌氧细胞（不需氧气就能生存的细胞），它们利用累积的代谢废弃物，运送至少能维持身体所需的热量和能量。责怪且处罚采取这种行动的细胞是非常短视的。如果探寻其背后原因，你会发现这是防止氧气和其他营养到达细胞的做法。基本上阻塞有两种原因：微血管壁增厚以及淋巴管堵塞。

阻塞

请记住，我们正试着去追踪癌症产生的根源，目标从症状转到成因上。造成交通阻塞的原因，表面上是因为小客车或卡车剐蹭了，但事实上，它却是由其他原因所导致的，像是疲劳驾驶、因使用手机而分心、超速或酒后驾车。在人体中这种阻塞有可能是因为血管壁增厚，妨碍了氧气、水分、葡萄糖和其他生命所需的营养从血液到达细胞。

血液中的营养会自然地通过血管壁进入细胞中，这种过程就是大家知道的渗透作用。在减少它珍贵的"货物"之后，血液会回到肺、肝和消化系统重新补充。有些营养，诸如水分和氧气，可自由地通过血管壁，但有些则需要通过其他物质携带或引导的形式进行。胰脏细胞产出的胰岛素，就扮演了这样的角色。当侦测到刺激，如摄取蛋白质和血液中出现葡萄糖时，胰岛素就会被释放出来。当胰岛素被胰脏注入血液中，它就会从血液中吸收糖分（以葡萄糖的形式），并传送到肌肉、脂肪和肝细胞中，然后在这些地方转换成能量（ATP）或储存成脂肪。这个负责维持整个身体生存和健康的基础代谢过程，会因血管壁增厚而受到干扰。

为何身体会允许血管壁变厚？答案或许会让你震惊：为了让你免于心脏病、中风，或其他形式的衰败。

身体里最重要的液体是血液。它的高速和恰到好处的浓度能保证身体生命的维持。如果血液变得太浓稠，整个身体，包括心脏和大脑，就会开始面临氧气不足及潜在的饥饿。在浓稠的血液中，血小板会剧增且开始黏在一起。这会让血液通过细小的微血管时变得困难，且不能供给身体细胞所需的氧气和其他养分。如果脑细胞、神经组织或心脏细胞被切断了氧气和养分的供应，就会造成各种急性和慢性的疾患，包括心脏病、中风、多发性硬化症、纤维肌痛、阿尔茨海默病、帕金森症、脑癌，以及其他附带的身体问题。

由于血液的重要性，身体试着确保血液在任何环境下都维持正常的浓度。事实上，身体利用了无数技术和系统稀释血液，以防止它出现变稠的危险。我将只把焦点放在它们其中之一上，因为这直接关系到血管壁的增厚，而它几乎未曾被视为是癌症及其他退行性疾患的原因。

蛋白质与癌症的关系

蛋白质与癌症的关系，在大规模的科学研究之后才开始受重视，其中之一后来被写入《救命饮食》一书。该书指出不吃动物性蛋白质的人较少得癌症。肉类的消耗量与癌症风险相关，这已在许多国家超过百篇以上的流行病学研究中有报道。基于杜尔（Richard Doll）和培托（Richard Peto）在 1981 年的研究，估计有接近 35%（范围从 10% ～ 70%）的癌症归因于饮食，相似于抽烟对癌症的影响 30%（范围从 25% ～ 40%）。最近，一个大型的美国研究以强而有力的证据证实红肉和加工肉品的高摄取量是致癌的最大饮食风险。

在美国国家卫生研究所与美国退休协会（National Institutes of Health-AARP）的饮食和健康研究（Dietand Health Study）中，美国国家癌症中心检测了一项有 49.4 万名参与者的健康资料。在这个为期 8 年的研究中，研究者比较了前 20% 吃最多红肉及其加工肉制品（注❾）的人，以及前 20% 吃红肉最少的人。结果十分引人注目。吃最多红肉者，患有结肠直肠癌的概率比吃最少红肉者高了 25%，得肺癌的概率则高了 20%（注❿）。食道癌和肝癌的风险则分别增加了 20% 和 60%。多吃肉也会增加男性的健康风险和胰脏癌发生率。在针对截至 2005 年已刊登的结肠直肠癌研究所做的最新统计分析里，发现吃红肉会增加 28% ～ 35% 的风险，而吃加工肉制品则增加高达 20% ～ 49% 的风险。

研究指出，通过限制红肉的摄取，能避免十分之一的肺癌或结肠直肠癌。根据《救命饮食》一书及其他在过去 60 年里倍受尊重的癌症研究显示，如果完全避免摄入所有的动物性蛋白质，则不太可能患有癌症。

其他的研究也发现，吃肉与患膀胱癌、乳腺癌、宫颈癌、子宫内膜癌、食道癌、神经胶质瘤（Glioma）、肾脏癌、肝癌、肺癌、口腔癌、卵巢癌、胰脏癌和前列腺癌有关。另一方面，非常多的研究指出，蔬果饮食有预防癌症的作用，包括 2007 年发表在《美国医学期刊》（American Journal of Epidemiology）和《内科医学总览》（Archives of Internal Medicine）上的研究成果也有同样结论。

美国国家卫生研究所（NIH）从事饮食研究的人员建议，肉类含有非常多的致癌物质，包括在烹调或加工过程中形成的（例如杂环族化合物、亚硝胺）。他们也注意到，肉类含有其他潜在的致癌物，包含血基质铁（Heme Iron，在肉类中发现的铁的形式）、硝酸化合物和亚硝酸盐、饱和脂肪、抗生素、生长激素及盐。所有这些物质被发现会影响激素的代谢、增加细胞的繁殖、损坏 DNA、促进类胰岛素的生长激素分泌、增加自由基对细胞的伤害等，而所有这些都会导致癌症。

当你吃肉时会发生什么事？

最容易使血液浓稠的因素是蛋白质，尤其是动物性蛋白质。我们假设你吃一块中份的牛排、鸡排或鱼排，与肉食性动物如狮子或狼相较，你的胃只能产出约二十分之一的氯化氢酸（Hydrochloric Acid）以消化肉中的浓缩蛋白质。此外，猫科动物或狼体内的氯化氢酸浓度至少比人类高 5 倍。猫科动物或狼可以轻易地吃掉且消化鸡骨头，但人类却不行。因此，大多数动物性蛋白质会在未被消化的情形下进入小肠，不是腐败（80%），就是进入血液中（20%）。

　　肝脏能分解一些被吸收的蛋白质，形成尿素或尿酸等废弃物。这些废弃物通过肾脏，与尿液一同排出。在日常摄取动物性蛋白质，包括红肉、禽肉、鱼、蛋、奶酪和牛奶时，肝脏的胆管中会形成愈来愈多的肝内结石，这就大大地降低了肝脏分解这些蛋白质的能力。蛋白质食物是最容易形成酸以及让血液变稠的食物之一。因此，当大部分蛋白质停止在血液中的循环时，它当然会让血液变稠。为了避免心脏病或中风的危险，身体会尝试把蛋白质丢进细胞周围的液体（组织液或结缔组织）中，这会让血液变稀，且防止出现严重的心血管疾病，至少暂时可以。但那些被丢弃的蛋白质开始让细胞间液转变成一种胶状物质。在这种情况下，那些试着前往细胞的营养就会被浓稠的液体困住，增加了细胞因饥饿而死亡的危险。

　　身体会试着引发另一个更复杂但十分巧妙的生存反应来避免细胞的死亡。为了从细胞间液中清除蛋白质，身体会重建蛋白质，且将它转换成胶原纤维（Collagen Fiber），一种百分之百的蛋白质。在这种形式下，身体能将蛋白质建立在血管壁的基底膜（Basal Membrane）上。为了容纳过多的蛋白质，基底膜会变得比正常情况下浓稠8倍。一旦微血管充满蛋白质或胶原纤维，动脉血管的基底膜就会开始做同样的事，最终会导致动脉的硬化。

现在，身体必须面临更大的挑战。厚的微血管壁（也有可能是动脉）成了供应养分至细胞的阻碍。血管壁逐渐妨碍了氧气、葡萄糖，甚至水分穿透蛋白质的障碍，因而剥夺了细胞必要的营养。到达细胞的葡萄糖变少了。结果，细胞代谢效率降低了，而废弃物增加的情况，类似汽车引擎没被适当地调整，或没使用质量好的柴油或汽油。

除了血管壁增厚之外，另一个复杂的因素也会起作用。部分过剩的蛋白质会被微血管旁的淋巴管吸收。这些淋巴管和附着于其上的淋巴结，是用来清除由细胞生产的正常数量的代谢废弃物，并清除它们的毒性的。它们也会带走身体每天产生的300亿个细胞残骸。细胞是由蛋白质组成的，因此大多数废弃物含有老化的细胞蛋白质。由于被迫要带着消化肉类、鱼或牛奶等食物产生的多余蛋白质，整个淋巴系统负载过重，导致淋巴流的淤塞和液体滞留。结果是阻塞的淋巴管会逐渐失去带走细胞代谢废弃物的能力，接着导致细胞周围的液体中代谢废弃物的高度浓缩。

在过程中窒息

堆积在细胞环境中一系列的废弃物，使细胞不仅被剥夺了氧气和其他生命所需的营养，而且也开始在它们自己产生的废

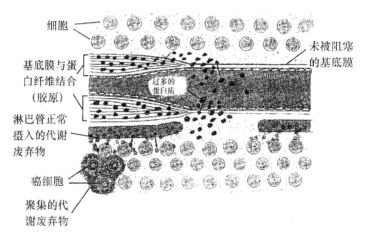

微血管壁增厚

细胞

未被阻塞的基底膜

基底膜与蛋白纤维结合（胶原）

过多的蛋白质

淋巴管正常摄入的代谢废弃物

癌细胞

聚集的代谢废弃物

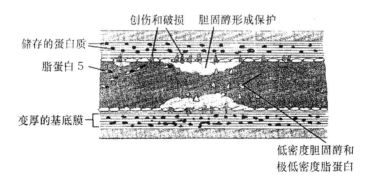

动脉硬化

创伤和破损　胆固醇形成保护

储存的蛋白质

脂蛋白 5

变厚的基底膜

低密度胆固醇和极低密度脂蛋白

图 1　微血管壁增厚和动脉硬化示意图

弃物中窒息。细胞环境引人注目的变化，让它们别无选择地突变成"不正常"的细胞。

细胞的突变之所以会发生，不是因为细胞基因运气不好，被决定要变成恶性肿瘤。基因不会没有理由就让自己开启或关闭。基因蓝图没有控制权和能力去做任何事，它们仅在那儿帮助细胞自我繁殖。当细胞环境历经了大的变化，基因蓝图就会自然地改变。由于大大减少细胞环境的氧气浓度，基因就会产生一个新的蓝图，使它们能在无氧环境中存活，并取而代之利用代谢废弃物来当能量。举例来说，突变细胞能抓住乳酸，且通过代谢它，来满足一些自己对能量的需求。虽然这个非正常的细胞代谢形态有伤害性的副作用，但通过这么做，身体至少在短时间内能避免影响器官或血液的致命危害。通过细胞突变，至少可维持一些缺氧细胞的生存，器官能被安全地保护，以对抗不可逆和突然间的崩溃和失能。这所有的一切，让癌症成为一种生存机制，让我们在环境许可下存活更长的时间。

癌症和心脏病——起因相同

值得一提的是，只有微血管和动脉壁会储存过多的蛋白质。小静脉和静脉不像微血管和动脉，负责把代谢废弃物二氧化碳带到肺部。它们基本上只携带"空手的"血液，也就是已经运输完了营养和过剩的蛋白质，并已将这些东西送进结缔组织（细胞周围的液体）中的血液。如今血液回到肺部，带出从空气中得来的氧分子、碳分子、氮分子和氢分子。这4个分子构成身体所有的氨基酸，而那是建立细胞蛋白质所必需的。当血液通过消化系统，它会带走其他形成能量和滋养细胞时所需的养分，其中有一些动物性蛋白质。

举例来说，在肉类、鱼类、蛋、奶酪和牛奶里的浓缩蛋白，不会储存在小静脉和静脉壁上，只会在微血管和动脉壁上。蛋白质沉积在微血管和动脉的基底膜（注⑪）上，让组成血管的细胞受损且发炎。为了处理这些破坏和损伤，身体会使一些包括胆固醇在内的保护性斑块附着于动脉壁的内部，以预防具危险性的血块跑进血流中，引发心脏病或中风。另一方面，小静脉和静脉则永远不会有斑块，因为它们的基底膜不会接触到具有伤害性的蛋白质。因为这个原因，心脏外科手术能够从腿部打开静脉，然后把它们当成动脉阻塞时的另一条通道。一旦把静脉拿来代替冠状动脉，它就会接触到过量的蛋白质，结果就会开始在它的内壁形成那种保护性的斑块。

含胆固醇的斑块有很坏的名声，因为并不是很多医生都知道它真正的作用。如果有更多人知道这个"坏"胆固醇（LDL）会预防阻塞的动脉壁流血及可能形成的危及生命的血块，他们就会知道"坏"的胆固醇是救命的胆固醇。可以询问你的医生，为何"坏"胆固醇只会附着在动脉上而不会是静脉上，虽然它在动脉和静脉的血液中都会出现。你会激发医生的好奇心，去思考为何胆固醇会有这种行为，他也许会发现胆固醇在这里并不是敌人。事实上，人体利用低密度胆固醇来治疗所有的创伤，包括内部和外部的。低密度胆固醇是真正的救星。

我谈到因心脏病和癌症而硬化的动脉，根本不是疾病，或说得更明确一点，是种生存机制。它们拥有两个共同因素：血管壁拥塞及淋巴阻塞。因为心脏细胞不会癌化，一旦它们被剥夺了氧气一段时间，它们就会因为酸中毒而死亡或停止运作。我们说这是心脏病发作。事实上并没有任何"发作"，而是缺乏氧气。在身体其他部位，类似缺乏氧气的环境会造成某些细胞能够继续生存，不过它们必须转变成癌细胞。换句话说，癌症组织会在身体的循环系统（包括血液和淋巴管）长时间拥塞的情形下发生。

致命的反式脂肪

蛋白质并不是发生阻塞而造成癌细胞的唯一原因。特定的脂肪会让自己附着在细胞膜中，比如人们所知的反式脂肪酸或反式脂肪，使得细胞无法接收足够的氧气、葡萄糖，甚至是水分。缺乏氧气和水分的细胞会受损，转变成癌细胞。

特别是当一个人吃了精细食物、维生素 E 被耗尽的蔬菜油、蛋黄酱、沙拉酱和绝大多数的人造奶油时，这些食物中的多元不饱和脂肪，会导致产生皮肤癌以及其他多种癌症的高风险。大多数动物蛋白质食物含有的脂肪，在食物烹调过程中会接触到高温，甚至还会额外加入其他脂肪去烹调，例如炸鸡或鱼条，因此当这些食物结合在一起并被食用时，就会大大地增加癌症的风险。结果就是这些浓缩的蛋白质食物和精制的脂肪阻碍了氧气进入细胞中。

根据《内科医学总览》1998 年的报道，食用多元饱和脂肪会使乳腺癌的风险增加 69%。比较之下，食用单元不饱和脂肪，例如橄榄油，会减少 45% 的乳腺癌风险。

这种现象是很容易被理解的。一旦接触到空气，多元饱和脂肪会吸引大量带氧自由基且被氧化，也就是会变得腐败。带氧自由基是在氧分子少了一个电子时产生的，这会让它们高度反应。吃了这些活跃的脂肪，会导致它们附着在细胞膜上，结果就像海面上的浮油令鸟儿和海洋生物窒息一样。因此，这类脂肪中自由基的活动会对细胞、组织和器官造成严重的伤害。

若精制的多元饱和脂肪在被食用前，接触到空气和阳光，就会产生带氧自由基。而在这些油脂或脂肪被消化之后，自由基也会在细胞组织中形成。多元饱和脂肪非常难被消化，因为它们被从自然的主体中剥夺出来，且不再能靠它们天然的同时是强大的抗氧化物保护者——维生素 E 来对抗自由基，这个重要的维生素在精制的过程中被清除了。举例来说，吃一个汉堡和一份薯条，会让你的身体充满自由基。当然责怪自由基对身体的损害，就像是责怪射杀被害人的子弹一样。事实上，该负责任的是那个扣下扳机的人。

饱和脂肪呈固体状，可在猪油及奶油中找到。它们含有大量天然的抗氧化物，能使它们不易被自由基氧化。因为是人工制造出来的，不以自然形态存在，多元饱和脂肪无法被消化，而身体认为它们是危险的。举例来说，人造奶油是从塑胶里来的分子，因此特别难被消化。自由基，这个身体天然的"清道夫"，试着摆脱附着在细胞膜中的脂肪"坏蛋"，当自由基消化这些有害的脂肪时，同时也伤害了细胞膜，人们认为这是造成身体老化和退化性疾病的主要原因。

研究人员指出，在100个摄取了大量多元饱和脂肪的人当中，78人表现出提前老化的疾病征兆，他们看起来比其他同龄人要老得多。相反地，在最近的一个研究饮食中的脂肪与得阿尔兹海默症之间关系的研究中，研究人员很惊讶地发现，天然、健康的脂肪实际上能降低高达80%的阿尔兹海默症风险。这个研究也显示，得阿尔兹海默症比例最低的组别，每天吃大约38克的健康脂肪，而得阿尔兹海默症比例最高的组别，每天只吃19克。

被不正常自由基活动损害的细胞，无法适当地再繁殖，而这可能削弱最重要的身体功能，包括免疫、消化、神经和内分泌系统。自从多元饱和脂肪被大规模带进人的生活后,退化性疾病就急剧地增加了,皮肤癌就是其中之一。事实上,多元饱和脂肪甚至会让阳光变得"危险",但如果食物没有被当代的食品行业改变或操纵,也就不会发生这种事情。当多元饱和脂肪从天然食物中提取出来,它们需要被精炼、脱臭,甚至氢化,全看它们是使用何种食物来制造的。在这个过程中,部分多元饱和脂肪历经了化学变化,变成反式脂肪,通常指的是"氢化植物油"。人造奶油含有高达 54% 的反式脂肪,而典型的植物酥油则有 58% 的反式脂肪。

你可以从食物的营养标签中了解氢化植物油。大多数的加工食品中都有它们的踪影,包括面包、薯片、甜甜圈、薄饼、饼干等,几乎所有的烘焙食品及其精制过的原料,冷冻食品、酱料、冷冻蔬菜和早餐谷片。几乎所有加工、精制、腌渍、非新鲜的食物,都含有反式脂肪。它们抑制了细胞利用氧气的能力,而那是燃烧食物变成二氧化碳和水时所必需的。当然,此时的细胞完成代谢过程的天性,就可能让它们癌化。

反式脂肪也会增加血小板的黏性,让血液变得浓稠。这会增加血块形成的机会和脂肪的堆积,导致心脏病。哈佛医学院的研究人员研究了 85000 名超过 80 岁的女性,发现那些摄取人造奶油的女性,会增加患冠状动脉心脏病的危险性。一个威尔士的研究指出,人体内人工反式脂肪与心脏病死亡之间有相关性。荷兰政府已经禁止任何食物含有反式脂肪。

为何谈到癌症时，心脏病的危险性就这么重要？因为癌症和心脏病有相同的成因。当心脏某部分肌肉因缺氧坏死时，心脏病就会发生。如果导致缺氧的阻塞未被清除，则无论是癌症或心脏病都有可能夺去一个人的性命。通常，癌症患者不是死于癌症，而是死于心脏衰竭。在与数百位癌症患者相处的经验中，我发现他们全都深受严重心血管疾病之苦。细胞缺氧是癌症和其他退行性疾病，例如心脏病的背后原因，这已不是什么新发现了。在 20 世纪 30 年代，瓦博格博士（Otto Warburg）发现，癌细胞的呼吸率比正常细胞更低。他认为，癌细胞在一个低氧环境中成长，而增加氧气量会伤害甚至杀了它们。瓦博格博士在 1931 年获得诺贝尔医学奖，他用两句话来总结癌症：

"癌症只有一个主要的原因。就是身体细胞正常的有氧呼吸，被厌氧细胞呼吸取代了。"

其他科学家马上跟随瓦博格的脚步。

"很明显地，缺乏氧气在使细胞癌化上扮演了主要的角色。"——葛柏莱特博士（Harry Goldblatt），《医学实验期刊》（*Journal of Experimental Medicine*，1953）

"缺乏氧气意味着缺乏生理能量，会导致很多问题，从轻微的疲劳到威胁生命的疾病。缺乏氧气与疾病之间的关系，现在已被证实了。"——韦博士（Dr.W.Spencer Way），《美国内科医生协会期刊》（*Journal of the American Association of Physicians*，1951）

"氧气在免疫系统的正常功能上扮演了中枢的角色，例如对抗疾病、细菌和病毒。"——奇德博士（Dr.Parris Kidd）

"我们发现在所有严重的疾病状态中，全都伴随了低氧状态……体内组织缺氧是疾病的确定指征……组织缺氧，是所有退行性疾病最根本的原因。"——拉维博士（Dr.Stephen Levine），知名的分子生物学家

"癌症是一种身体内的氧化状态，使得身体细胞不受生理控制地退化。"——亨德立克博士（Dr.Wendell Hendricks），亨德立克研究基金会（Hendricks Research Foundation）

"极度缺乏氧气，身体就会生病，而如果这种状态一直持续，就会死亡。我怀疑有人会对这个说法提出争论。"——孟兹博士（Dr.John Muntz），营养学家

"呼吸最多空气者活得最久。"——布朗宁（Elizabeth Barrett Browning）

淋巴的拥塞

淋巴液是什么？它在人体中为何如此重要？淋巴液源于血浆，它与所有其他种类的血液物质在一起，如氧气、葡萄糖、矿物质、维生素、激素、蛋白质，以及抗体和白细胞。血浆通过微血管壁与细胞周围的组织液混合，组织液又称细胞间液、

组织间质液或结缔组织。细胞从组织液中带走营养，也将代谢后的废弃物释入组织液中。大约有 90% 的组织液回到血流中，再次变成血浆；剩下 10% 的组织液就形成所谓的淋巴液。清除二氧化碳之外，淋巴液含有所有细胞代谢后的废弃物，例如病原体、未被处理的蛋白质及癌细胞。淋巴微血管带走淋巴液，并清除这些"垃圾"，因此能防止细胞的窒息和损伤。

细胞滋养、健康和功效的程度，取决于组织液中的废弃物被清除的速度和程度。大多数的细胞废弃物无法直接进入血液中被排泄掉，因此它们必须在组织液中聚集，直至淋巴系统来把它们带走。淋巴管带着这些潜在的有害物质到淋巴结内过滤并解毒。淋巴结策略性地分布在全身，也可清除一些组织液。这样能防止身体肿胀和体重过重。

淋巴系统的主要功能之一，是让组织液中不出现造成疾病的有毒物质，这是让我们得以健康的最大原因。但只有极少的医生会在跟病人谈到令他们痛苦的疾病时，提到这件事。

实际上，每一种癌症发生之前，都有一个重大且持续的淋巴阻塞情况。淋巴流最无法作用的地方，就是癌化肿瘤会最先出现的地方。如果身体中有更多区域被这种情况影响，癌症就会在多处发展。淋巴系统和免疫系统紧密地配合，避免让身体受到代谢废弃物、有毒物质、病原体和细胞残骸的伤害。除了血液循环不良之外，阻塞的淋巴管和淋巴结会造成组织液负载过多的有害物质。这个在正常情形下用来维持生命的稀薄液体，将逐渐变成浆状，因而阻碍了适当的养分运送到细胞的功能，会让细胞变得衰弱且受损。当血液需要携带氧气到细胞却持续被阻碍而无法到达时，细胞突变就会发生。

最急迫的问题是"淋巴的阻塞是从何开始的？"，答案可能有很多个，但最主要还是与胆汁和饮食有关。肝脏和胆囊因为累积了结石，使得胆汁分泌受到限制，进而妨碍了胃和小肠消化食物。未被消化的食物自然会被具有破坏性的肠道细菌分解。这让大量的废弃物和有毒物质，例如高度致癌胺、尸胺、腐胺，以及其他发酵及腐败食物的分解产物渗入肠道和淋巴管中。

随着未被消化的脂肪和蛋白质，毒物进入人体中最大的淋巴结构——胸管，其终点是乳糜池。乳糜池是淋巴的扩张部分，形状像是一个麻袋或椭圆形的池子，就在两个腰椎骨的前方，平行于肚脐的高度。其周围分布有其他较小的袋状淋巴管。（图2）

来自鱼、肉、禽、蛋和脂肪食物等动物性来源的毒物、抗原和未消化的蛋白质，造成这些淋巴池发炎且肿胀（淋巴水肿）。一旦动物被杀死，其细胞会死亡，细胞酵素就会立刻开始分解它们的蛋白质结构。加热、烹煮、油炸动物性蛋白质，例如鸡蛋、鱼和肉类，会使蛋白质凝固（硬化），且拆解了它们天然的三度空间分子结构。这种结果被称为"退化"的蛋白质，不仅对身体毫无用处，事实上它们会造成伤害，除非它们立刻从淋

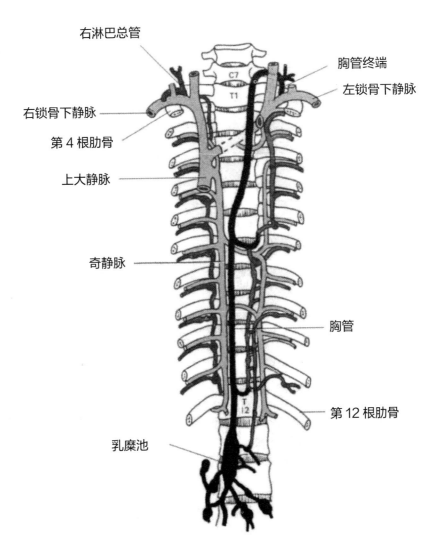

右淋巴总管

胸管终端

左锁骨下静脉

右锁骨下静脉

第 4 根肋骨

上大静脉

奇静脉

胸管

第 12 根肋骨

乳糜池

图 2　乳糜池及胸管

巴系统中被清除。它们的出现会自然地促使微生物的活性增加。寄生虫、蠕虫、霉菌和细菌以这些废弃物为生。在某些案例中，过敏反应就会发生。

淋巴水肿

当乳糜池出现淋巴拥塞，这个淋巴系统中重要的部分将无法再清除身体破损和受伤的细胞蛋白质（记住，身体每天必须代谢300亿个老旧的细胞），结果就是淋巴水肿。当你仰躺下来时，你可以通过触摸或按摩肚脐附近的区域，感受到或软或硬的小结块，那就是淋巴水肿的现象。这些结块有时会大如拳头，有些人形容它们像是胃中的一颗"石头"。这些"石头"是造成人体背痛的主要原因，也会造成腹部肿大、臌胀，使腰围变得更粗大。事实上，它们是大多数疾病症状，包括心脏病、糖尿病和癌症的潜在危险因素。几乎所有我看过的癌症患者，都有某种程度的淋巴水肿或腹部肿胀。腰围的增长通常伴随着脸部的肿胀（月亮脸）、双下巴、双眼浮肿以及肥厚的颈部——更进一步淋巴拥塞的象征。

很多有了"啤酒肚"的人，认为这种腰围变大的现象只是一种无害的"小麻烦"，或者是自然的老年化所造成。他们说如今几乎所有人都有个大肚子，所以这是正常的。他们不明白他们体内有个定时炸弹，说不定哪一天就会爆炸，且伤害到身体

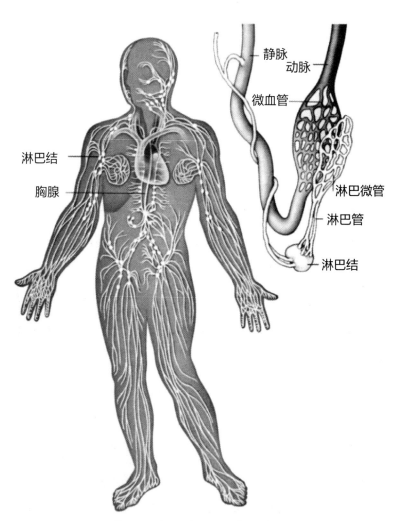

图 3 淋巴系统及淋巴结

最重要的部位。

80%的淋巴系统位于肠道，且与其息息相关，因此身体的这个区域是免疫活动最大的中心，这绝非偶然。事实上，身体中大多数疾病产生的部位是在肠道中。所有的淋巴水肿以及淋巴系统中的其他阻碍都是因为肠道中负载了太多的有毒废弃物，导致身体其他部位产生了严重的并发症。

无论哪一处的淋巴管被阻塞，在阻塞发生处附近的淋巴中就会有东西沉积。结果淋巴结就会沿着这一条被阻塞的管线发生，且无法再适当地中和或排出毒物。例如死亡或活着的噬菌细胞和它们消化的微生物，来自恶性肿瘤的细胞，以及每个健康的人每天产生的百万个癌细胞，无法完全清除这些物质会造成淋巴结发炎、肿大以及血液阻塞。除此之外，被感染的物质可能会进入血液中，造成败血症以及其他严重疾病。虽然在大多数的案例中，淋巴的阻塞是长年发展形成的，除了肿胀的腹部、手、手臂、脚及足踝，或浮肿的脸部及双眼之外，不会有"严重"的症状发生，但这通常显示了"液体的潴留"，也就是慢性病的主要前兆。很多癌症病人在被诊断出癌症之前，都有很长一段时间存在一个或多个这类的症状。淋巴持续阻塞通常导致细胞的突变。几乎所有癌症都来自乳糜池的慢性拥塞。最终，排干乳糜池并携带淋巴液往上流向颈部，进入左淋巴管的胸腺，会因为持续不断注入的有毒物质而负载过重，最后也会形成阻塞。

胸管连接其他为数众多的淋巴管（图2、图3），会清空它们的废弃物进入胸中的"下水道"。因为胸管必须清除身体每日产生的85%的细胞废弃物以及其他潜在的高毒性物质，此处的阻塞会造成废弃物回流入身体其他部位。这样会造成局部的淋巴水肿，这种情况通常出现在脚踝附近。

当每日产生的代谢废弃物和细胞残骸被困在身体某个区域一段时间后，疾病的症状就会开始显现。受困的废弃物最终会变成细胞非正常生长的催化器。下面的一些例子显示出直接由慢性的局部淋巴拥塞所造成的典型性疾病征兆：

肥胖、子宫或卵巢囊肿、前列腺肥大、风湿性关节炎、左心室肥大、充血性心脏衰竭、支气管及肺部充血、颈部肥大、颈肩僵硬、背痛、头痛、偏头痛、头晕目眩、眩晕、耳鸣、耳痛、耳聋、头皮屑、经常感冒、鼻窦炎、花粉症、某些种类的气喘、甲状腺肿大、眼疾、视力不良、乳房肿块、肾脏疾病、下背痛、脚部和足踝的肿胀、脊椎侧弯、大肠激躁症、疝气、结肠息肉、生殖系统疾病，以及更多其他的疾病。

如果这些症状之一或多个长期出现，就可以确定无误是癌症了。

在收集了身体所有部位，除了右侧的头部和颈部、右手和身体右上四分之一处的淋巴液之后，汇集到左侧的淋巴管，这条管线将淋巴液送回循环系统，让它流入左颈根部的锁骨下静脉中，这条静脉进入上大静脉，直接连接到心脏。除了阻碍从身体不同的器官或部位来的适当淋巴流，所有乳糜池和胸管的拥塞都会造成有毒物质进入心脏和它的动脉中。这会过度地压迫心脏，可能增加不正常的心脏搏动及其他并发症的概率。它也会让这些有毒物质和造成疾病的因子进入正常循环系统中，并扩散到身体的其他部位。

要再次强调，很少有疾病，包括癌症，不是因为淋巴阻塞形成的。如果你家下水道的主要管线阻塞了，所有较小的管线，包括厕所、水槽、淋浴间和浴缸的管线也都会阻塞，最后导致淹水。美国肥胖症的流行绝大部分是源于阻塞的淋巴系统（虽然最终不是因为它而导致），使得身体的废弃物无法排出。

淋巴的阻塞，在绝大多数的案例中源头是拥塞的肝脏，以及有害的饮食和生活方式。最终结果，会造成淋巴瘤或淋巴癌，而最常见的形式就是霍奇金症。

当血液及淋巴不受阻碍且正常流动时，疾病就会自然消失。循环及淋巴系统方面的问题，都可以通过净化肝脏及遵守均衡的饮食和生活方式来改善。

慢性消化问题

一个人在经历慢性的淋巴拥塞之前，一定会出现长时间的消化问题。未被适当消化的食物成了致癌物——有毒物质繁殖的温床。

在我们的消化系统的消化道中存在 4 个主要的活动，即摄取、消化、吸收和排泄。消化道始于口腔，通过胸部、腹部、骨盆腔，最后是肛门。当食物被摄取时，一连串的消化程序就会开始运作。它包括磨碎（咀嚼）食物的物理分解和发酵食物的化学分解。这些酶会出现在消化系统腺体产生的分泌物中。

酶是微小的化学物质，可以在自身不改变的情形下，形成或加速其他物质的化学变化。消化酶存在于嘴部唾腺的唾液、胃的胃液、小肠的肠液、胰脏的胰脏液，以及肝脏和胆囊的胆汁中。有一点非常重要的是，消化和代谢的酶（只有那些身体自己生产的）在身体内具有最强大的抗癌功效。这些酶生产不足，会对细胞健康直接造成有害的影响，而且会导致身体任意一处癌细胞的生长。

吸收，是指微小的食物经消化后的营养分子通过肠壁进入血液和淋巴管，再运送到身体的细胞中。大肠会排泄任何未能被消化及吸收的食物残渣，这些残渣也包含了运送被分解的红细胞和其他有害物质的胆汁。此外，三分之一的排泄废弃物包含肠道细菌。大肠天天清除每日累积的废弃物，我们的身体才能顺利且有效率地运作。若食物未能被适当地消化，就会发生肠道阻塞。自然的结果就是废弃物重新反流至淋巴液、血液及身体的上半部位，包括胃部、胸部、喉咙、颈部、感官器官以及脑部。

健康，是消化系统所有主要的活动都能平衡地运作的结果。另一方面，当这些功能中一个或多个功能被破坏时，癌症和很多类似的生存手段就会发生。肝脏和胆囊中胆结石的形成，会对食物的消化和吸收，以及废弃物的排泄造成极大的不利影响。

肝脏胆管的阻塞

胆结石不只会在胆囊中被发现，同时还会出现在肝脏的胆管中。约翰·霍普金斯大学（Johns Hopkins University）称它们是肝内结石（Intrahepatic Stone）。事实上，大多数的胆结石是在肝脏和胆管中形成的，较少发生在胆囊中。全球大约有20%的人口，会在他们生命中的某些阶段形成胆结石。这个数据并未将更多会或已经有在肝脏内形成胆结石的人计算进去。30年来施行自然医学的过程中，我遇到过数千名有着各种疾病的人。我可以断言，他们每个人的肝脏胆管内都有数量可观的胆结石，无一例外。癌症病人，以及那些深受关节炎、心脏病、肝病和其他慢性病折磨的人，在他们的肝脏和胆管中有众多的结石。令人惊讶地，只有相当少的一部分人说他们在胆囊中有胆结石。肝脏里的胆结石是拥有及维持健康的身体、年轻及活力的最大障碍。事实上，它们是人们生病或很难从包括癌症等疾病中康复的最主要原因。

肝脏直接控制身体每个细胞的生长及运作。任何种类的细胞失能、缺陷，或不正常的生长形式，都是肝脏不良表现的结果。由于其特殊的设计，肝脏通常"看起来"表现正常，不管是血象检查指出肝脏酶数量的平衡，还是当它失去了原本效能的 60% 时，都是如此。病人和医生都同样被它蒙骗了，大多数的疾病源头都可以追溯到肝脏。

所有疾病或不健康的症状，都是某种阻塞造成的。如果血管阻塞了，就无法迅速地运送氧气和养分到细胞，那么细胞就必须执行特别的紧急手段以求生存。当然，很多痛苦的细胞无法在"饥荒"中生存，只能死亡。但其他更多快速恢复精力的细胞，则会通过细胞突变的方式来适应改变的环境，而且会从被阻塞的有毒代谢废弃物中，或从其他细胞那里攫取东西来喂养自己。虽然事实上这样的生存反应是帮助身体避免因为可能的败血症及器官衰竭而立即死亡，但我们却将它贴上"疾病"的标签。在细胞突变的案例中，这个标签就是癌症。

清除肝脏和胆囊中累积的结石，可帮助止血、平衡体重，这是身体自愈的先决条件。肝脏的净化，也是你所能实行的最佳预防措施，它能保护你在未来不生病。

03
非自然的食物和饮料

在美国，食品工业生产超过 4 万种不同的食品，但绝大多数都没有或只有非常有限的营养价值。高度处理、精制、被"改善"的、提高营养、防腐、加味、预先烹调、基因改造、充气的（Gassed）、辐射、微波加热，以及经过其他形式改变的食物，同样会饿死人类的细胞。

癌症是细胞处于逐渐饥饿状态中的结果。当身体接收不到它原始设计所需要的东西时，癌症就会发生。为了生存，以及预防器官因严重的缺乏营养和能量耗尽而立即崩溃，细胞核别无选择，只好突变并开始用无氧的方式进行运作。

一个厌氧细胞就像是一个生病的无家可归的人一样，被社会边缘化了，生活在所有成员留下的、被分解的、有毒的食物垃圾中。典型的现代饮食，其营养价值就像无用的垃圾，举例来说，炸薯条或土豆片就是。虽然大家知道它们含有致癌脂肪和有害的食品添加物、防腐剂，但数以百万的美国儿童和成人仍日复一日地大量食用它们。

可以做个实验：下次你在麦当劳或类似的快餐店点薯条时，带一些回家，把它们放在一个开放的空间中。你将会发现，它们不会分解或甚至改变颜色（不像从新鲜马铃薯炸成的薯条，它们会快速地皱缩，变成灰色且产生腐败的味道）。现在，重复用这种方式来实验汉堡。汉堡会维持好几年不变坏，甚至没有细菌会试着分解它。这些制造出来的"食物"，例如人造奶油，是用来永久保存的，可以让它们在长时间的运送过程中完美地保存，而且对消费者而言是"安全"的。

你是否想过，这些食物必须充满些什么化学物质，才能让它们能够对抗细菌和霉菌？很少有消费者知道，它们之中到底含有什么？虽然食物的标签上列出了一些防腐剂（但字通常小到看不见）。但身体拿什么来消化它们呢？什么也没有。如果你很幸运，它们仅会通过肠道而不被消化（腹泻），但它们通常会累积在肠道中，引起便秘。你会发现经常食用这类"怪物食物"（Frankenstein food）的人，总是会有个非常大的肚子，因为摄取这些食物会造成严重的营养缺乏，它们也会造成永远无法被满足的食物欲望。

食品行业了解这个"不可告人的小秘密"后，通过制造更多的各式各样的令人流口水的食物，来符合人们对这种"聪明"食物不断增加的需求，最后造成了糖尿病和肥胖。引起人们注意的词语只有低胆固醇、不会引起肥胖、低钠、低热量、无糖。虽然这些食物对味觉完全不具吸引力，但化学食品添加剂和风味剂，会确保它们尝起来很好吃。现在有数千种被制造的食物都属于这个范围。当然，食品标签上不会有任何警告，告诉你这些化学物质是致癌物。

普通人会被误导，相信如果美国的杂货店或餐厅提供一项特别的食物，它一定是好的且安全的。让我们花一些时间来认识关于微波烹调食物的研究。如果微波炉是安全的，为何俄国数十年前就将之禁用？俄国的研究人员在几乎所有用微波烹调的食物中，都发现营养成分降低、致癌成分，以及造成脑部损伤的辐射。研究指出，食用微波烹调的食物也会造成记忆损伤、分心、情绪不稳和智力退化。俄国科学家也发现在这些食物中，营养成分流失了 90%。

除此之外，只用了很短的烹调时间，微波炉可以让有降低压力、预防癌症和心脏病功能的 B 族维生素、维生素 C 和维生素 E，以及维持大脑最佳的运作条件所必要的微量元素全都消失殆尽。基本上讲，微波烹调的食物其营养就等同于一张硬纸板。如果你不想变得营养不良（那是癌症的主要原因），你最好把这个设备从你的厨房里丢掉。它的辐射线会累积在厨房的家具中，使它们变成辐射的来源。

利用微波来烹煮食物，导致淋巴疾病，让身体无法对抗癌症。研究发现，吃微波加热餐点者，其血液中癌细胞形成的概率会增加。俄国的研究也指出，它会增加胃肠癌的发生率，出现更多的消化及排泄问题，以及较高比例的细胞肿瘤，包括肉瘤。

俄国人对微波炉做的研究，比世界上其他国家加在一起还多。相反地，在美国，微波炉被引入大众的生活中，却没有任何关于其安全性的研究。它们现在被运用在超过 95% 的家庭和许多的餐馆中。

幸运的是，用微波来烹调、使用移动电话和其他的无线设备，现在愈来愈被人们意识到会造成癌症和脑部的损伤。（请见后述"致命的手机及其他无线设备"）

由政府设立的健康机构，应该要让人们远离有害的生活方式，但他们在有意或无意当中，允许致命的药物和科学技术成为大规模的消费品。有多少人曾询问 FDA 为何允许基因工程的芥花油席卷美国食品行业和餐饮行业，却没有事先进行检测？公共记录显示 FDA 知道加拿大的研究，食用芥花油的老鼠会得致命的脑瘤。但当局却不想放弃核准芥花油所带来的数百万"执照费"。此外，像是阿斯巴甜、蔗糖素和味精（MSG），隐藏在这个国家大多数最热卖的食物和饮料中，都是因为有 FDA 的核准。这些毒物会比海洛因、咖啡因和尼古丁更容易让人上瘾。它们吸引其"受害者"几乎无法避免地过量食用。它们对人体产生的灾难性效应是非常明确的，且 FDA、疾病预防和控制中心（Disease Control and Prevention，CDC）和食品行业多年前就已经知道了。

食品行业只有一个目的：让人们消耗更多的食物。由于把这些会令人上瘾的"毒药"加到最受欢迎的食物和饮料中，食品行业就创造了一个社群，在这里其主要成员的饮食习惯将失去控制。有 75% 的人口体重超标或肥胖，整个美国社会有很大比例的人口受"肿瘤"所苦，同时伴随着大多数人的疾病以及飙涨的医疗支出。这个"肿瘤"不停地吃掉国家的资源。2007 年，美国人在医疗支出上花了 2.3 万亿美元，这是国防花费的 4.3 倍。没有其他国家像美国一样，花掉国民生产总产值的 1.6% 在医疗支出上，而且我要补充说，没有产生任何明显的效益。事实上，世界上没有其他社会像美国一样有这么多病人。

现今单纯地用症状导向的方式来处理最严重的疾病，结果正如你想象，医疗费用将会失控升高。事实上，这些不断增加的医疗支出，对经济的发展有着巨大的威胁。甚至一些最大的企业在扩展他们经营的同时，都再也无法负担他们生病员工的医疗保险。就像美国的普遍情况一样，这些公司得依靠借贷来公司营运，许多公司则是削减人员来节约开支，而健康纪录最差的员工当然是最先被辞退的对象。

把自己的健康呵护工作留给政府当局，是种有勇无谋的做法。让我们回到所有严重健康危机的问题核心——细胞饥饿。身体的细胞没有兴趣利用任何无法让它们生长的物质。精制和过度加热脂肪和油脂所形成的致癌油脂、色素、化学添加物、防腐剂、杀虫剂等所有这类非天然的物质，在细胞膜上涂了一层厚重且无法穿透的黏液。这甚至不包括美国人每天吃的数十亿有毒的营养补品，如果它们真的算是食物的话。只要想想美国人日复一日、年复一年吞了多少维生素药片就好了，而这些药片有非常多的黏结剂、填充剂、人工色素、阿斯巴甜，或其他致命的甘味剂，而人们叫得出名字的只是其中一小部分。如果你有机会看到显微镜下初生婴儿的细胞，才会知道那细胞膜是多么清澈、薄透且干净。另一方面，如果你检查一个吃传统美国食物，且因为某种疾病服用药物的 65 岁老人的细胞膜，你会发现这些细胞膜既暗且厚，而且是变形的，这样的细胞距离转变成癌细胞并不远了。

恶性肿瘤的细胞被一层比健康细胞周围厚了 15 倍的纤维蛋白（注⓬）包围着，所有的癌细胞都是受损或受伤的。纤维蛋白外膜保护癌细胞对抗致命的噬菌细胞、杀手淋巴球（Killer lymphocyte）和细胞生长激素（Cytokines）。

因为这种方式而被连累的细胞，会从它们的"共同体"，也就是从身体的其他细胞中被分开。这些被疏远的细胞是真正"无家可归"的细胞，它们看起来似乎失去了控制，所以医生们用致命的武器，或毒或切或烧来攻击它们，目的是把它们全部清除干净，但他们并不明白攻击癌细胞会对周围细胞群带来严重后果。那些明白事理的伤害者，会认为为了杀死那些造成问题的细胞，他们必须冒险。

当医生让病人接受化学治疗和放射治疗时，实际上是以病人的生命来玩"俄罗斯轮盘"游戏。他们无法预测或知道他们的病人在这场游戏中到底会存活还是死亡。一位名为迪米崔斯（Dimitris）的希腊医生在美国学习并行医数年，在回到他的国家之前，他来塞浦路斯拜访我，看我是否能为他的晚期肝癌做点什么。在接下来的6个月，他处理并清除了所有可能造成他癌症的根本原因。不久，他的肝肿瘤从一个鸡蛋大的尺寸缩小成一个非常小的圆点。一天，他的前同事劝他接受经由FDA所核准的、最新的、最强大的化学治疗。迪米崔斯相信，杀死最后的一点癌细胞可以保证让癌细胞不再回来，所以他飞到美国去接受治疗。3天之后，他回到希腊，躺在棺木里。他是因为药物的毒性而死的。我曾警告他，当他的身体进入一个快速治愈的模式时，用有毒的药物终止这个过程将会致命。在治疗期间，身体对化学毒物的脆弱程度是它在保护模式下的好几倍，在这个案例中是以成长的癌肿瘤来呈现的。我目睹了在其他癌症病人身上同样的现象，他们也同样受到"终结"最后一点癌症的诱惑。他们错误的决定，却变成致命的抉择。

对身体而言，在让它试着治疗自己的同时，还要让它对抗毒物，这是非常困难的。通过化疗药物或放射线来摧毁癌细胞的过程，伤害了健康的细胞，势必产生新的更具侵略性的癌细胞。唯一真正从癌症中生存的机会，是倚赖病人所能聚集到的支持力量，来增强身体的自愈力。

将癌症当成疾病来治疗的方法，不只充满了危险以及不必要的痛苦，也没有把重点放在根本的饮食议题上。让我们的孩子和我们一样吃非生理性的食物，如不会发霉的炸薯条和汉堡，会让细胞膜变厚，迫使细胞突变以在无氧环境中运作。我们创造了横扫整个群体的疾病，而这个疾病趋势已经开始为所欲为了。

现代化的社会深受癌症的折磨，但几乎每个人都选择喜欢生命胜过死亡。我们放入口中的东西，对我们的社会将如何生存有着重大的影响。统计数据显示，每两个美国人中就有一个人身上会出现某种形式的癌症，且预期每年的情况都比前一年更加恶劣，所以尽可能地让我们自己远离非天然的食物（以及其他致癌的因素）是有意义的。如果你有癌症，当你只吃没被食品业处理或改变过的天然食物时，你康复的机会就会大大地增加。我尤其建议你在复原期间，只吃有机栽种的食物，最好是当地生产的。这会让身体把注意力放在自愈上，而不是迫使已经损耗的免疫系统去跟化学添加物及农药打仗。

改变你的饮食结构，会大大地降低得癌症的风险。如果癌症已经发生，饮食也会扮演一个重要的缓解角色。抗癌饮食可以有效地阻断你三分之二的癌症风险，而最成功的防癌饮食仍是素食的模式。

关于整体国民如何达到几乎无癌的境界这个令人注目的证论，截至目前，已进行超过 200 个研究，探寻癌症在世界上不同族群的人中的发生率。结果是，发展中国家的癌症发生率远低于美国。美国人的一般饮食，包含各种脂肪、富含蛋白质、高度处理的食物，几乎与发展中国家的饮食完全不同。虽然西方的影响将非天然和快餐食品带进他们的城市和乡镇，现在也让他们的饮食习惯往西方人靠近，但水果、蔬菜、豆类和谷物，仍然是多数发展中国家人民的标准饮食。由于这些新品种的引入，以及现今"蔚为风尚"的饮食习惯，先前没有听说过的疾病，像是骨质疏松、皮肤癌、心脏病、关节炎和其他的问题，在发展中国家的大城市中愈来愈普遍。

为了拯救我们的国家免于自我毁灭，我们别无选择只能回到大自然为我们设计的食物里。这也意味着我们必须避免不是由大自然产生的食物。举例来说，在我们的身体和人造奶油之间，没有自然的合约存在。人造奶油是化学工厂生产的"食物"，自然的生物是不会去利用它的，它是从塑料而来的分子。如果把人造奶油放在一个温暖、黑暗、潮湿、细菌易于滋生的环境中，你会发现那些细菌根本不会理睬它。它们把它当成非天然的产品，就如同它是真正的塑料一样。

数百万年来，人体以生长在他们周围的天然食物维生。如果你相信人类可以突然学会在大量进入我们市场及杂货店的新式及加工过的食物中继续存活，那可就是个大误会了。我们甚至不知道一种食物，像是玉米、大豆产品、土豆或人造的（基因工程）是否是真的食物。大多数生产出来的食品含有一些基因改造的食物。事实上，不是自然生长的食物，根本不能算是食物。身体无法辨认人造食物，无法把它与真正的食物特征联想在一起。人造食物无法滋养身体的细胞，反之是慢慢地累积在器官及组织中，最终只能是细胞饿死。因此，只给身体吃人造食物，是会导致身体死亡的。采取典型美式饮食，包括红肉、油炸食物、全脂食品、精制谷物和甜点，事实上等同于在无意中自杀。

在一个观察性的研究中，研究人员观察了超过 1000 位治疗过第三期结肠癌的病人，研究其饮食方式和结肠癌复发率之间的关系。研究人员发现，那些遵照典型美式饮食的人，他们结肠癌的复发率是遵照大量素食饮食者的 3 倍，其死亡率也较高。这个研究刊登在《美国医疗学会期刊》（Journal of the American Medical Association）上。它是第一个指出饮食对结肠癌生存者复发率影响的研究。研究人员说，结果强烈地证明饮食中主要包含红肉和处理过的肉类、炸薯条、精制谷物及甜点，会增加癌症复发风险，以及降低存活率。

某些食物可以对抗典型美式饮食的致癌影响。一项日本名古屋大学（Nagaya University）的研究显示，紫玉米（Purple Corn）中的色素，可以阻止结肠癌的发展。研究人员将动物分成两组：一组接受混合食物，其中含有在烧焦的烤肉和鱼肉里发现的致癌物质；另一组则另外再接受 5% 的紫玉米色素。前者有 85% 得了结肠癌，后者只有 40%。其他研究也显示紫玉米能够预防肥胖和糖尿病。

04
致命的手机及其他无线设备

有愈来愈多的医疗研究者、环境保护机构、政府和个人，担忧无线科技可能对人和环境造成严重的伤害。

德国在 2007 年警告人民，要避免无线产品。

2007 年 9 月，根据一项由 15 个不同的实验室所做的研究分析，欧盟的欧洲环境署（European Environment Agency，EEA）对所有的欧洲居民发出警告，劝告他们停止使用 WiFi 和移动电话。他们非常担心这样前所未有地使用无线科技，可能变成下一个公共健康灾难，程度不亚于烟草、石棉和汽油中的铅（The BioInitiative Working Group 的报告）。

以色列政府近来禁止在住宅区大楼放置移动电话的基地台。

CBC 在 2008 年 7 月 12 日报道中提到，多伦多的公共健康部门劝告青少年和儿童应限制使用移动电话，以避免潜在的健康危险。根据这个加拿大的忠告，首先提出 8 岁以下的儿童应该只在危急时才使用移动电话，而青少年的通话时间应限制在

10 分钟以内。

以色列魏兹曼科学院（Weizmann Institute of Science）做了一个新研究，并把结果刊登在《生物化学期刊》（Biochemical Journal）上。研究指出，用手机通话 10 分钟，就会引发与细胞分裂和癌症有关的脑细胞变化。

一项芬兰的研究显示，长时间使用移动电话会提高很多使用者得脑瘤的危险。这项结果发表在《国际癌症期刊》（International Journal of Cancer）的网页上。这个研究是由来自多个大学的大量研究人员所共同进行的。他们有非常确凿的证据说明，使用手机会在经常使用的那一侧头部造成一种称为"神经胶质瘤"的风险增加，且高达 40% ～ 270%（注⓭），这就是医生在肯尼迪（Ted Kennedy）头部发现的那种脑瘤。根据美国国家癌症协会的报告，恶性神经胶质瘤是最常见的脑部肿瘤，病例占每年美国诊断出来的 18000 个肿瘤案例的一半以上。

长时间使用移动电话可能会损害男性使用者的精子，俄亥俄州凯斯西储大学（Case Western Reserve University）的克里夫兰医学院（Cleveland Clinic Lerner College of Medicine）的研究指出了这一点。这是一个针对美国 51000 位男性健康专业人员所做的持续性研究。

每天使用移动电话 2 ～ 3 次的孕妇，可能生出细胞功能有缺陷的宝宝。而暴露在手机无线电波中的儿童，也会出现严重的生长问题。

传媒业是世界上最大且最有利可图的行业，比石油产业更甚。几乎每个著名的公司，都被5～6个媒体经营、持有或深深地影响。手机是其中很大的一部分。任何尝试去责备移动电话造成世界上癌症急遽增加的言论，都是可笑且会受排挤的，这就像不久前烟草行业的情形一样。有些人非得要等到最后有明确的"证据"证明无线电波会导致癌症，才肯放弃他们钟爱的移动电话。有些人持续使用它们，就如同很多持续抽烟的人，虽然已经知道日后的危险，决定该如何做，视个人而定。以我个人来说，这是毋庸置疑的。我从远处侦测到有害的能量，而当它们靠近我身边时，我往往能确定那就是手机造成的。我很少使用移动电话，如果一定要用，则会限制在1～2分钟之内。我从未对它们感到舒服过，即使在指出它们有害之前。

另一方面，美国某些州和欧洲国家禁止在开车时使用移动电话。在英国，不仅禁止开车时使用移动电话，还将立新法禁止免持听筒的使用。政府机构发现，使用移动电话使驾驶员失去判断能力，增加出现意外的风险。这种失去判断力的情形会持续到使用后10分钟。相比较之下，在车内与其他人交谈，就不会有如此不利的影响。这或许显示，并非是交谈（使用汽车免持听筒）干扰了注意力、行动和专注力，而是大脑接触到有害的射线干的。即使这些射线距离你2～3英尺（约60～90

厘米），你仍会接触到。另一个解释是，当你与一个不是实际存在的人讲话，你的大脑需要在心中创造那个人的影像。因大脑无法同时推断和支持两个影像，所以就会分心。也就是说，你无法专注于开车，也无法随时准备好做出移动，尤其是在交通流量大时。手持电话在耳朵上也会让你的周边视野受限，你也许注意不到从你旁边靠近的车子。

大多数使用移动电话和其他无线设备的人，都不知道低频无线电会对他们造成什么影响，因为它不是有形的，只有非常少数敏感的人会感受到负面的影响。当你站在雷达设施前面时，你会开始从里到外地出汗，感觉像被烹煮，就像微波炉里烹调的食物一样。它的热度是通过分子快速运动（摩擦），以及打破分子束而产生的。每年都有数百万只鸟儿因为太靠近或站在基地台上而死亡。显然，当人经常性地暴露于这类放射线之下，同样的状况也会发生在人身上。毕竟，人类细胞是由分子组成，而当暴露在放射线下，分子束会被损坏或毁灭。强大的放射线会烧掉一个人从里到外的整个皮肤，但微弱的放射线会以较慢、较不明显的方式造成同样的结果。

很多人对自己的健康太具信心，或漠不关心或太天真。仅仅 100 年，慢性病的发生率就从 10% 提高到 90%。造成这些退化性疾病的原因也许不止一个，而是一堆因素的总和。的确，每个因素与其他因素结合在一起时，就变得明显了。

每个人都必须做出自己的选择，决定什么对他们有益，什么无益。说服某个人是没有意义的，因为那只会造成他们的愤怒，而那正是比无线电波或抽烟还要严重的疾病成因。

近来我在研究一个简单的设备，以保护我们的身体不受那些持续围绕和冲击我们的有害射线和申磁波（例如汽车、计算机、移动电话、电子设备、基地塔、荧光灯）、食物中和环境中的有害化学物质，以及其他常见的压力因素的伤害。这个设备马上就可开始运作，且它可能为个人和家属带来健康和安宁。过去12年，我测试了十几种方法或设备想要免除移动电话的放射线，但结果都令人失望。

05
电磁波与重金属的关系

1993 年，移动电话行业和美国政府给了美国知名研究员卡洛博士（Dr.George Louis Carlo）一笔 2800 万美元的研究经费，研究手机和所有他们关心的议题之间的关系。对业者极为有利且让他们大大松了一口气的是，初期三年的研究结果显示，使用移动电话是没问题的。1999 年卡洛博士获得了更多显著的证据，指出使用移动电话会造成 DNA 突变，有发生眼癌和脑肿瘤的风险。

发现移动电话会造成包括癌症的严重疾病之后，卡洛博士得出了一个理论，指出低频的移动电话信号会干扰正常细胞功能。他发现，当细胞暴露在移动电话的放射线下，它们会进入一种保护和防御的模式，类似"战斗或逃跑反应"期间会发生的——那会妨碍养分和废弃物通过细胞膜。无法吸收营养会削弱、损害甚至杀死细胞，同时无法把废弃物移出细胞，造成毒物的累积。这项发现让卡洛博士相信，在大量增加使用无线科技和引人注目的自闭症案例增长之间，必然有密切的关系。他假设，儿童暴露在电磁波中，其身体将无法处理由空气、食物和水中摄入的重金属，结果它们会在他们的组织中累积，如果刚好是在脑部组织中，就会造成神经性的伤害，包括自闭症。在老年人身上，重金属在脑部的累积会造成对 DNA 的损害、多发性硬化症以及阿尔兹海默症。汞只要十亿分之一克的量，就具有毒性，这个浓度就像在一个游泳池中放一克盐。

自闭症等神经性疾病与汞和其他重金属，例如铅有关，这已是非常确定的事实。2003 年，《国际毒物期刊》（International Journal of Toxicology）发布了一项研究，指出自闭症婴儿的头发所含的汞和其他重金属明显比较少。自闭症婴儿无法经由头发和身体其他天生的废弃物排除途径（头发是含有多余蛋白质和矿物质的废弃物）排泄掉这些有毒的金属，因此这些有毒金属仍困在他们的脑部中。

为了证明电磁波会妨碍自闭症儿童释放有毒金属的理论，卡洛博士和他的同事马利亚（Tamara Mariea）设计了一项对 20 名自闭症孩童的试验。研究结果被刊登在 2007 年 11 月的澳洲大学的《营养及环境医药期刊》（Nutrition and Environmental Medicine）上。这些儿童每周 2 ～ 3 次，每次至少花 4 个小时，待在一个完全没有电磁波的诊所里。他们并没有接受其他的治疗，3 个月之内，这些儿童开始从他们的身体里排出重金属。

如果电磁波真的会限制金属从身体排泄出来，那么常使用移动电话就该为增加癌症概率而受到谴责。很多微量金属会逐渐破坏大范围的酶和蛋白质的功能，包括细胞信号、生命周期、复制和细胞死亡。金属中的镉，已知会诱发有机体突变、损伤 DNA，增加前列腺癌、肾脏癌和肺癌的概率。类似的情形，铅的增加则与骨髓癌（一种血浆细胞的癌症）和白血病有关，也和胃癌、小肠癌、大肠癌、卵巢癌、肾脏癌和肺癌有关。

其他金属，包括铬和锌，和乳房、结肠、直肠、卵巢、肺、膀胱和胰脏等处的癌症，以及白血病的快速增加有关。而镍、锑和钴，则被认为是诱导有机体突变的物质，与肺癌和鼻癌有关。

（注：请见第五章中有关有害的放射线、杀虫剂和重金属毒性的内容。）

06

得了牙周病该怎么办?

研究人员检视了自 1986—2002 年搜集的资料,发现有牙周病的男性患者,63% 以上会得胰脏癌,即使他们从未抽烟。科学家并不完全确定为何牙周病和癌症有关,一些人提出理论说,牙周病会增加发炎扩散到全身的机会。其他研究也已指出牙周病和其他疾病的关系,包括心脏病、中风、糖尿病、呼吸问题和肺部感染等。

美国人的祖先使用浓盐水来保存食物并杀死细菌。而以盐水来清除口腔细菌同样可使牙龈不受感染。数以百万的人都用温盐水漱口,以缓解嘴部的脓疮和牙龈脓肿等。显然,温盐水有助于把有毒液体从牙龈组织中清除,因而减少肿胀、减轻疼痛,并杀死有害的细菌。这让牙龈获得治疗,且维持牙齿的健康。如果使用灌注设备,则温盐水能到达所有牙龈沟隙和牙周囊袋,而这对治疗牙周病和蛀牙是十分重要的。

每天用盐水漱口或冲洗数次,已足够预防并治疗牙周病了。对于比较严重的牙周病,你也可以用一种名为 Sanguinary 的草本萃取物,几世纪以来它已被原住民用来当成口腔清洁剂。

牙周病的发生显示人体内大量毒物的出现,尤其是始于口腔、终于肛门的消化道。除了上述的漱口方法,找出背后的原因也很重要,那就是不良饮食、缺水、生活不规律、肝和肠道阻塞,以及情绪压力。

太阳能钛牙刷

我个人使用一种太阳能牙刷来清洁牙齿。这种太阳能牙刷有一个专利设计,经过科学和临床的证实,可显著减少牙菌斑,效果比你平常使用的牙刷还好,且不须使用牙膏或牙线。这种牙刷的特色是一个钛氧化物（TiO2）的金属杆,对光线很敏感。它创造了一个自然的离子化学反应,把牙菌斑从牙齿珐琅质上分离,并利用离子的自然吸引力,清除烟草、咖啡和其他污垢。你也许知道负离子空气净化器也会产生离子。牙菌斑包含了带有正电荷（正离子）的微粒。当钛刷头产生光线作用时,会创造出负离子来吸引正离子,就像磁铁一样。于是牙菌斑会从你的牙齿上分离并脱落,当你漱口时,它就会被洗掉。其他的污垢也会以相同的方式被清除。

在加拿大和日本已有 4 个不同的牙科大学,做了 4 个临床测试,他们都发现使用这种太阳能牙刷的人其牙菌斑比起其他使用一般牙刷的人明显减少。这个研究同时显示了牙龈炎的改善。

07

太阳眼镜和防晒产品：癌症的主因之一

不幸的是，阳光中的紫外线是最容易被窗户、建筑物、眼镜、太阳眼镜、防晒霜和衣服阻绝的成分。这为何是件坏事？因为紫外线是有史以来最有力的天然药物之一。1933 年，研究人员发现，阳光被证实能对 165 种不同的疾病产生治疗效益，包括结核病、高血压、糖尿病和几乎所有形式的癌症。直到今日，没有其他治疗方式显示出如阳光般广泛的益处。在 20 世纪初，由医生奇迹似的完全治愈结核病和其他疾病，在当时可是头条新闻。但如果病人戴了太阳眼镜，太阳的治疗光线就会无效。太阳眼镜阻绝了身体必要的生物功能所需的光谱。如今不知是什么不怀好意的理由，民众却不断受到关于"日光浴导致皮肤癌的风险"的警告提示。

现在，阳光被认为是导致皮肤癌、某种程度的白内障，以及皮肤老化的主要祸首。只有那些愿意冒着暴露于阳光底下"风险"的人发现，假如他们不使用太阳眼镜、防晒产品，或不担心晒伤他们的皮肤的话，阳光真的能让他们感觉好一些。阳光中的紫外线的确会刺激甲状腺以增加激素的产生，进而增加身体的基础代谢率，这能促使体重减轻，并增加肌肉的生长。当农场动物被关在室内时，肥胖的速度会快得多，不晒太阳的人也同样如此。因此，如果你想要减重或增加肌肉的强度，就该经常让身体暴露在阳光下。记住，体重过重或肥胖，是导致癌症的最主要危险因素。

远离阳光的人会变得虚弱，最终导致心理和精神问题。他的生命能量在不断减弱，且反映到他的生活质量上。北欧国家如挪威和芬兰的人们，每年要经历好几个月的黑暗，比起那些生活在有阳光的国家的人，他们暴怒、疲劳、疾病、失眠、忧郁、酒瘾和自杀的发生率较高。他们得皮肤癌的比例也较高。苏格兰东北部的奥克兰和东部的希德兰群岛，黑色素瘤（皮肤癌）的发生率是地中海群岛地区的 10 倍。

已知紫外线能启动一种被称为 Solitrol 的皮肤激素。Solitrol 影响我们的免疫系统，以及我们身体的许多调控中心，而且和松果体激素——褪黑激素一起改变了情绪和日常的生理节奏。我们的红细胞内的血红素需要紫外线来结合所有细胞功能所需的氧气，因此缺乏阳光照射几乎成为所有疾病的原因，包括皮肤癌和其他形式的癌症。使用阳光防护产品，只会保护数十亿美元的防晒产品和癌症行业，而不是你的皮肤或你的人生。想想下面这些经由科学证明的重要事实：

紫外线的功效

改善心电图的读数。

降低血压和保持心跳速率。

在需要时帮助心脏输出（与保持心率不相违背）。

在必要时降低胆固醇。

增加葡萄糖在肝脏中的储存。

平衡血糖。

增加能量、耐受力和肌肉强度。

促进身体对感染的抵抗力，增加淋巴球和噬菌细胞指数（病人血液中每个白细胞平均消化的细菌量）。

强化血液的携氧能力。

增加性激素。

促进皮肤对抗感染的能力。

提升人们对压力的耐受度并减少忧郁。

另一方面，没有任何一个科学研究能证实，阳光本身是造成癌症或其他疾病的元凶。一定还有其他因素，像是组织的酸中毒（肇因于摄取了过多的酸性饮食，例如动物性蛋白质、反式脂肪和加工的食品及饮料）、大部分的成药、身体组织内重金属和有害化学物质的累积、有毒血液、严重的肝拥塞、失衡的生活方式，以及最重要的，太阳眼镜和防晒产品，是造成癌症和其他疾病的元凶。

人体吸收紫外线，我们的皮肤和眼睛生来就有天然的防晒物质来抵抗紫外线。一个最重要的原因是，紫外线是正常细胞分裂时所必需的。缺乏阳光会中断正常的细胞成长，因而可能导致癌症。戴太阳眼镜,包括一般的紫外线反射眼镜和隐形眼镜，可能导致某些退行性眼部病变，比如黄斑部病变。大多数时常戴太阳眼镜的人都发现视力有持续减弱的现象。

避免让你的眼睛暴露于适当的紫外线下，会对你的皮肤造成严重的后果，甚至会危及你的生命。正常情况下，当眼睛的视觉神经感受到阳光，下垂体会产生增加黑色素细胞（Melanocyte）的激素。黑色素细胞会产生褪黑激素，这种色素赋予皮肤天然的颜色，并抵御日晒。当皮肤暴露在阳光下，黑色素细胞会产生更多的色素，使得皮肤变成棕褐色或黑色，然后你的黑色素细胞会开始产生褪黑激素。当你戴上太阳眼镜，这个过程就被阻断了。身体将不会产生黑色素细胞来保护你的皮肤不被晒伤，你的下垂体会以为外头已经变暗了，因此它会大大减少黑色素细胞促进激素（Melanocyte-Stimulating Hormone），你的皮肤也只会分泌较少的褪黑激素，因而受到日晒的伤害。

皮肤损伤的发生率显著增加，看起来似乎是阳光造成的，其实是因为戴了太阳眼镜，防晒产品和癌症行业也因而从中受益。皮肤医学行业之所以推广防晒产品，主要原因在于它们是由防晒产品制造商所大力赞助的。医药行业从来就不打算治愈疾病，从一开始，他们的意图就是通过生产药物和化学物质来赚大钱。那样会产生新的疾病，使他们可以生产出特定的药物或方法来舒缓症状，但却未真正解决疾病。在上述的例子中，通过宣传日照的危险并推广太阳眼镜和防晒产品的使用，医药行业造就了一定数量的皮肤癌，同时造成非常多的健康问题。当然他们也会推荐一些适当的治疗方法来对抗由此产生的疾病，但这同时又将导致更多的同类型疾病的扩散。这些心理骗术已广为业界所知，并被用在几乎所有的所谓"疾病"上，其结果是，几乎每个美国人在他们生命中的某个阶段里，已经或正在出现一个或多个严重的疾病。这些诸如太阳眼镜或防晒产品般"有害"的物品，对我们的健康已产生了无法想象的危害。

如同健康作者网站 NaturalNews 最近的报道，有个 CDC 的研究显示，97% 的美国人都受到一种有毒的被称为二苯甲酮（Oxybenzone）防晒化合物的污染。近 600 种防晒用品被发现含有这种化合物，包括儿童产品。多数阻绝阳光的乳霜和乳液也含有亚佛苯酮（Avobenzone），以防御那些被误认为是长期皮肤病"元凶"的紫外光射线。多数防晒用品也含有数十种或甚至更多包括致癌的香料或化合物的混合物，以及无数从石油中取出的合成物质。这类致癌化合物经由皮肤吸收，会让很多必须持续补充"保护性"防晒用品的人感到困扰。这种防晒用品各式各样，如乳液、乳霜、油状、条状、胶状、果冻状、喷剂、液体和饼状。

这些产品的制造商宣称，多数有害的化学物质在阳光下会降低其危害程度，所以对消费者而言，应该是安全的。这个说法完全是错误的，根据 CDC 报告指出，几乎每个美国人都已经被防晒用品中所含的化学物污染了。亚佛苯酮渗透细胞的速度特别快。其他在防晒用品中发现的化学物质，包括二苯甲酮、对氨基苯酸（PABA）和对氨基苯酸酯（PABA Ester），肉桂酸盐类（Cinnamates）、水杨酸化合物（Salicylates）、酰棓酸三油酸酯（Digalloyl Trioleate）和邻氨基苯甲酸酯（Menthyl Anthranilate）。

几乎没有任何关于这些化学物质的安全测试。它们会出现在化妆品中，而人体就像海绵一样将它们吸收。

很多大量使用化学防晒用品的人，可能产生了很强的自由基效应，那是导致皮肤癌的隐形原因。化学家在做化学合成实验时，利用这类化合物来启动自由基的反应。这些化合物是如此危险，以至于实验室的工作人员必须小心谨慎，避免皮肤接触。当与其他化学物结合并暴露于紫外线灯下时，它们会产生大量在进行化学反应时需要的自由基，但你的皮肤根本就不需要这类化学反应。

举例来说，在 97% 的美国人身上发现的二苯甲酮，由紫外线启动，将它的双股分裂产生两个自由基站。这些自由基会氧化并损害脂肪、蛋白质和细胞的 DNA——那种导致皮肤老化且形成皮肤癌的损伤。

在一个大型的检测防晒产品如何增加黑色素瘤的风险研究中，加州大学的研究成员葛兰博士（Cedric F.Garland）等人发现，在全世界黑色素瘤发生率最高的国家，其化学防晒产品由医药机构和化学制药行业全力营销。现在昆士兰人发生黑色素瘤的概率远远大于全球其他地区，这个研究被刊登在 1992 年的《美国公共健康期刊》上。

为何在防晒产品被大量推销之后，皮肤癌的发生率会显著增加？这个问题应向消费者提出警示，但事实上，消费者却不断地在肌肤上涂抹更多的这些致命的化学用品。获得大型制药企业财政资助的大众传播媒体，当然不会让民众知道下列这些非常重要的研究结果：

美国加州的艾恩斯雷博士（Gordon Ainsleigh）研究发现，在 1981—1992 年间，乳腺癌的发生率增加了 17%，这也可能是那十年来普遍使用防晒产品的结果。这个研究发表在 1993 年的《预防医学期刊》（Preventive Medicine)上。

根据 1994—1996 年发表的几个研究的数据显示，习惯使用防晒产品的男性容易得黑色素瘤，而女性则得基底细胞癌的概率较高。

医药界对使用防晒产品的最大争论点，在于它们预防了皮肤癌，因为他们假定皮肤癌是晒伤造成的，而防晒产品可预防晒伤。但这只能说明它们具有相关性，而不能说明它们是因果关系。最近更多的研究在英国和澳大利亚进行，研究发现喜欢在室内活动者比喜欢在室外活动者，得皮肤癌的概率高得多。

如同加州大学的葛兰博士等人在《防晒产品可能增加黑色素瘤的风险吗？》一文中指出的，并没有科学证据显示防晒产品可以预防黑色素瘤或基底细胞瘤在人体内的发生。根据葛兰博士所说，化学防晒产品的增加是造成皮肤癌的主要原因。从布朗博士（Drs.Mike Brown）、癌症研究基金的凯特·罗博士（Kate Law of Cancer Research Campaign）和米兰的欧洲肿瘤研究所（European Institute of Oncology）的奥提尔博士（Philippe Autier）所做的研究发现，假期中使用防晒产品的儿童，回家后有更多的皮肤斑点——这可能是癌症风险增加的前兆。不管防晒产品是否会增加形成皮肤癌的可能，至少可以证明，防晒产品完全无法预防皮肤癌。

1998 年 2 月，纽约史隆·凯特琳癌症纪念中心（Memorial Sloan-Kettering Cancer Center）的病理学家波维克（Marianne Berwick）在美国科学促进会（American Association for the Advancement of Science）的年度会议上，展示了一个经过审慎分析后得出的数据，以比较使用防晒产品和皮肤癌的关系。她的结论是：防晒可能无法预防皮肤癌，包括黑色素瘤。"我们真的不知道防晒产品是否能预防皮肤癌。"波维克博士说，"在检验了所有得到的病理数据，并进行我们自己大型的群体对照（Case-control Population-based）研究后，我们发现，使用防晒产品在任何年龄层与形成恶性皮肤癌之间并没有关系。"虽然防晒产品的确可以预防晒伤，但波维克博士下结论说，"晒伤"本身并非是造成癌症的直接因素，她的论点是如果人们有黑色素瘤，可能是因为他们遗传的原因，比较敏感且容易形成皮肤癌，与他们在阳光下皮肤的暴露程度以及有没有使用防晒产品没有关系。

波维克博士先前的研究（1996）找不到晒伤和黑色素瘤形成之间的关系。美国皮肤医学会（American Academy of Dermatology，AAD）受到生产防晒和护肤产品厂家的大力赞助，他们当然强力谴责波维克博士的研究，并指责她是个"计算数字的科学家"。我认为，"计算数字"那的确是一个科学家应该做的。

现在回到正题上。防晒产品到底对你起了什么作用？它们不只该为黑色素瘤负责，更该为许许多多其他形式的癌症及身体失能症状负责。最令人困扰的是，很多普遍被使用的化学防晒产品，具有较强的雌激素作用，可能会对儿童的性发育和成年人的性功能造成严重的影响，这就会进一步增加癌症的风险。

让你的身体接触化学物质，会改变激素在体内的平衡，将你的健康置于危险之地。

当然，防晒产品生产厂家不会告诉你，喝下防晒产品与把防晒产品擦在皮肤上，其实没什么差别，事实上，喝了它所带来的伤害比擦在皮肤上要小，因为你的消化系统会过滤大部分的毒性。皮肤在没有任何选择时，只能让这些混合的致癌物进入你的循环系统，随之进入肝脏、心脏和大脑。接下来我让你放松地想象一下，这样的化学物质是如何攻击我们身体的器官的。

08
维生素 D 的因素

太阳镜和防晒产品是对健康危害最大的产品之一。因为它们阻绝了人体对紫外线的吸收，而那是身体在合成维生素 D 过程中所必需的。除了妨碍你的眼睛、皮肤与阳光的必要接触外，它们还必须为因缺乏维生素 D 而受到折磨的大部分美国人负责。缺乏维生素 D 与忧郁症、前列腺癌、乳腺癌、骨质疏松症和绝大多数退行性疾病有关。梅约医院声明指出："不常晒太阳，和经常使用防晒产品的老年人，可能会有缺乏维生素 D 的风险。"骨疾和骨折与缺乏维生素 D 有非常大的关系。你也许会想，难怪有这么多的老年人在深受骨质疾病之苦。

刊登在 2008 年《内科医学总览》上一项新的研究指出，要增加维生素 D 的含量，你只需平均每天花 20 分钟时间去晒太阳

（肤色较黑的人可能需要一个小时或更多时间），这对维持良好的身体健康有决定性的作用。缺乏维生素 D 的男性，即便其他包括高血压、糖尿病、高血脂等危险因子排除在外，患中风或因中风而死亡的风险比正常人高一倍以上。

高纬度国家的人们（较少接触阳光且维生素 D 水平较低）患心脏病的人数，比低纬度充满阳光的国家要多得多。除此之外，中风情况常常发生在冬季，尤其是阳光不足时。此外维生素 D 较少，得糖尿病和死于乳腺癌的危险性也会增加。

一个由德国癌症研究中心（German Cancer Research Center，Deutsches Krebsforschungszentrum，DKFZ）与汉堡 - 艾朋多尔夫大学医院（University Hospitals in Hamburg-Eppendorf）的科学家共同合作的研究提供了明确的证据，血液中维生素 D 低下的绝经期妇女，得乳腺癌的概率会显著增加。这个研究成果在 2008 年 4 月发表，并刊登在医学期刊《癌肿瘤》（Carcinogenesis）上。在其他的癌症内因性影响上，阳光能诱发维生素 D，增加了突变细胞的自我毁灭，并减少癌细胞的扩散和再生。

晒太阳能帮助你预防多达 16 种不同的癌症，包括胰脏癌、肺癌、乳腺癌、卵巢癌、前列腺癌及结肠癌。研究表明，那样做能让你减少 60% 的癌症发生率。另一方面，每年因缺乏阳光接触和持续性缺乏维生素 D 而死亡的人数接近 100 万。

比较起来看，身体被阳光伤害的风险是微乎其微的。皮肤癌中最危险的是黑色素瘤，通常出现在皮肤上太阳没有晒到或者晒得不够的地方。如果你有机会并有理想的保护措施，请让全身晒个够，包括你的私处。

09

血清素：快乐和健康不可或缺的因素

逐渐有愈来愈多的医学研究者，对于一个能够显著降低心脏病、癌症、糖尿病和其他许多疾病发生率的神奇药物，产生了兴趣——这种神奇的药物就是太阳。真的很神奇，它是大自然中最棒的药物之一，就在你家门前。但很多人却忽视了它。我们都知道植物和动物少了阳光就会生病，人类也有同样的情形，难道会令人惊讶吗？毕竟，人的身体天生是设计为大部分时间要在户外活动的。但恰恰相反的是，大多数现代人却把大部分时间花在了室内。

把多数时间花在建筑物里——阻断了阳光、紫外线和其他具有治疗效果的光线，对身体、心理和情绪造成了非常大的副作用。最终，体内所有的激素都会受生理节奏（日与夜的循环）的调整。具有巨大影响力的神经传导素和小肠激素——血清素紧紧地跟随太阳的变化，血清素在中午到达分泌高峰，此时正是太阳最强烈的时候。

在中枢神经系统中，血清素扮演了一个重要的角色，它作为神经传导素（激素）调节着精力、体温、心情、睡眠、性欲、食欲和新陈代谢等。消化道中含有身体 90% 的血清素，负责平衡消化功能。在血液中，血清素最大的储存地点是血小板，它可以调节受伤后的血管收缩。最新的研究指出，血清素在肝脏受伤后再生及作为全身细胞分裂素（促进细胞分裂）上扮演了重要的角色。而细胞分裂的诱发程序失败，是癌症的主要原因之一。

除此之外，一项意大利最新的研究项目在蒙特娄的欧洲分子生物实验室（European Molecular Biology Laboratorty）进行。研究发现，大脑中血清素不健全的信号，也许是婴儿猝死症（Sudden Infant Death Syndrome，SIDS）的根本原因。这非常有道理。新生儿被安置在暗室中，较少接触阳光,缺乏维生素 D（有目的地未喂母乳），其体内血清素将会很少或甚至没有。全球每年死于婴儿猝死症的宝宝比死于癌症、心脏病、肺炎、囊状纤维化（Cystic Fibrosis）和肌肉失养症（Muscular Dystrophy）等病加起来的还多。这个意大利的研究结果表明，实验中的老鼠心跳速率会下降，也有婴儿猝死症的症状，而很多动物在幼小时就死亡了。研究人员在 2008 年 7 月 4 日的《科学》（Science）期刊中指出，控制动物心跳和呼吸的脑干中的血清素低下可能会造成动物猝死。既然人类的血清素有着与老鼠类似的功能，研究人员相信相同的情形也会发生在人类婴儿的身上。

在目前已做过的研究中，与血清素相关的信息非常多。血清素在体内长时间的不平衡，会影响身体最基本的功能。虽然，蔬菜和水果也含有血清素，但要消化这些食物，你需要一个健康的消化系统。消化系统会以它自己的时程来运作，而这套运作正是由血清素的循环来控制的。血清素循环是跟随着日夜节奏而变化的。这让阳光变成了生命和健康中最具影响力、最天然的支持者。

阳光是天然的药物，而且是免费的。

正确的预防措施

应该避免非必要或较长时间在阳光下曝晒，尤其是在没有穿着保护性衣物、佩戴太阳眼镜和使用防晒用品的正午时间。很多药物，如利普妥（LIPITOR/atorvastain，降血脂药）、颠茄（莨菪，Belladonna）、乐泄锭（Furosemide，利尿剂的一种）、奎宁（Quinine）、四环霉素（Tetracycline，一种中度具有"广效型"的抗生素）和另一种四环霉素（Doxycycline，用来治疗细菌感染引起的发炎的抗生素）等，也许会让你的眼睛和皮肤对阳光敏感。药物和兴奋剂，比如咖啡因、尼古丁、肾上腺素会使瞳孔放大，让你的眼睛吸收过多的光线。这个副作用可能导致太阳眼镜的不当使用。

高度酸性的食物，包括肉类、蛋、奶酪、油炸食物和糖，也可能让你的眼睛和皮肤容易受到太阳的伤害。因此，你可能会发现你再也无法不戴太阳眼镜就离开房子。当阳光变得如此危险，让你不得不躲着它时，这已经是一个非常严重的情况了，其最后的结果是你无法获得足够的阳光，降低了你身体里的维生素 D 和血清素数量，从而增加你得癌症和其他疾病的风险。

同时也要注意，如今大多数的化妆品都含有防紫外线的化合物，包括保养面霜、彩妆等。如果你觉得你无法避免中午直接的日晒而必须使用防晒产品，请确认它里面所含的绝大部分是天然的成分。

10
药品

药品是最具影响直接或间接致癌的物质。多数药品含有合成的化学物质，会依附在细胞的接受体上，以引发或抑制特定的反应。虽然这种细胞干预，听起来合乎逻辑并令人向往，但它却能造成十分严重的后果。事实上，当你试着影响造成你健康问题的原因时，它让你的身体无法修补其自然的反应。一段时间之后，你的身体别无选择，只能放弃它自己天然的化学产物，转而变得依赖药品。

以抗忧郁药为例。很多选择性的血清再回收抑制剂（SSRIs）干扰了身体里两种最重要的大脑激素——血清素和褪黑素自然交互作用的进行过程。如先前提到的，血清素与积极的情绪、食欲和满足感有关，而褪黑素则可促进睡眠，使身体进入深层且恢复精神的睡眠中。这些药品借抑制血清素在体内的衰竭为由，瓦解了褪黑素的进行过程，影响了身体适当的睡眠诱发机制。正如进行中的"护士健康研究"（Nurse's Study，注❶❹）和其他最新的癌症研究显示，血中褪黑素较低，会大大增加患癌症的风险。褪黑素控制着一个负责导致正常细胞死亡的基因，较低的血液褪黑素水平降低了这种基因的活力，使得细胞比它们正常的寿命更长久，这些不受控制的细胞就会癌化。

抗忧郁药扰乱了身体最基础的功能，包括食物的消化和细胞代谢。举例来说，当病人用最普通的抗忧郁药帕罗西汀（Paroxetine，Paxil）治疗后，很多人会突然产生比以前更饿的感觉，且在进食后不久仍没有饱足感。因此，他们吃得愈来愈多，当然体重就会增加，变得过胖。肥胖在现代社会被认为是引发多数慢性疾病的最主要危险因素，包括心脏病、癌症和糖尿病。

有些普通的抗精神病药，如金普萨（Olanzapine，Zyprexa）能在短期内造成体重增加。这些药品提升了人体内的多巴胺——一种会引起食欲的激素，也会减少瘦体素的分泌，瘦体素是一种抑制食欲的激素。换句话讲，那些服用抗忧郁药的人，可能会产生强烈的食欲，无法控制而且会吃得更多。想想这给身体其他部位所造成的混乱和后果，从产出更多的胰岛素和消化液，如氯化氢酸、胆汁和酶，到减少由此增加的有害废弃物。骤升的胰岛素分泌情况，又会增加患癌症的风险。

其他药品如激素替代疗法（HRT），会导致使用者增加高达 70% 的体重，再次干扰了身体最基本的功能，它们同时也增加了乳腺癌的风险。在妇女停用激素大约 5 年之后，这种风险才会从最高水平（从使用激素药开始便是）降回到原来的水平。这是海德堡的德国癌症研究中心，以及汉堡－艾朋多尔夫大学医院所做研究的成果。

骨质生成的药品也会造成体重增加。泼尼松（Prednisone）、可的松（Cortisone）和其他类固醇可用来治疗十多种病症，包括气喘、红斑狼疮和癌症，经常造成体重增加，因为它们增加食欲，迫使身体液体潴留。当类固醇用来治疗肝癌、心脏病、忧郁症、饮食失调、身高发育不良、HIV、痤疮，以及更多其他病症时，会造成许多健康失调状况的出现。

抗雌激素（Tamoxifen）是一种普通的药品，用来预防女性乳腺癌的复发。这种药会造成体重增加，并增加患癌症、心脏病和糖尿病的风险。

很多人，包括医生和病人，相信现代药物干预身体细胞运作的能力是一种"医疗奇迹"，但这个奇迹所带给世界的死亡，比它带给世界预防和减少的死亡还多。

我们已创造了一个无止境的恶性循环。我们一方面治疗疾病，另一方面却又在生产新的疾病，接着还需要更多的治疗。这个永远不断产生疾病的系统，很大部分是因为承诺快速缓解症状的"医疗奇迹"，但我们却付出了更长期的苦难和病痛，甚至生命。

虽然每年有将近 100 万人死于药物治疗带来的副作用和医疗事故，但科学家、医生、药剂师、政府和药品生产厂家却自信地承诺，他们可以快速地缓解病症，这很难让人产生怀疑。不要相信"医疗奇迹"，这需要极大的勇气，要相信自己，相信你身体内的智慧，相信自然，用这些信念来治疗你自己。

要治疗癌症，你必须再次变成完整的你，包括你的身体、你的心理、你的情绪和你的精神。

小心受欢迎的抗癌药

最受欢迎的抗癌药之一是"癌思停"（Avastin），由基因科技制药公司（Genentech）生产。在 2007 年该药销售了 35 亿美元，其中有 23 亿元来自美国。用"癌思停"来治疗癌症，每人每年可能需要 10 万美元费用。

如果一种药卖得如此之好，至少你相信，它一定是非常有效的。当你读到基因科技制药公司在他们"癌思停"的网站（www.

Avastin.com）上所做的声明时，你会疑惑医生为何会开这么个处方给你："目前，还没有数据显示，治疗乳腺癌时使用'癌思停'，可以改善疾病相关症状，增加患者存活率。"答案可能存在于一个事实上，那就是"'癌思停'产生了药物所能造成的最糟的副作用，然而那居然是一宗好生意"。数以千计热衷于向患者介绍、推荐"癌思停"的医生、医院管理者、健康机构不是上了这个骗局的当，就是心甘情愿接受了它。

用"癌思停"来治疗癌症会造成潜在的致命性胃肠出血、更多的并发症及出血，造成瘘管（Fistula Formation）、中风、心脏问题（血块）、高血压危象（Hypertension Crisis），可逆性后侧白质脑病变症候群（Reversible Posterior Leukoencephalopathy Syndrome，神经系统和视觉障碍）、嗜中性白细胞缺乏症（Neutropenia，白细胞数减少可能提高感染的概率）、肾病症候群（Nephrotic Syndrome）、充血性心脏衰竭（Congestive Heart Failure）以及其他一些奇怪的症状发生。

在高度压力下，FDA 咨询小组提出了一项新的建议，"癌思停"不该被使用在治疗乳腺癌上，因为它除了造成风险外，并不能提供足够的治疗益处。FDA 的药物结论为："癌思停"不能显著地延长病人的生命，相反地，它却杀死了很多病人。

一篇刊登在 2008 年 7 月 5 日《纽约时报》上的文章提出了一些关于这个药的疑问："为什么这个药是有效的？如果生命现

状不能显著地延长或改善，那么让肿瘤生长变慢，就可以了吗？在把数十亿美元投到某种药品的研发中之前，应该有多少论证的证据呢？而何时该把平衡作为因素计入费用中呢？"我让一个癌症患者来回答这个问题。

2007 年，珍在 Assertivepatient.com 的网页上写道：

每隔两周的星期四下午，我会缓步走到癌症中心进行静脉注射治疗（同时每天服用 cytoxan，一种锭形的药，外加一把其他药物以治疗副作用，和因癌症治疗产生的焦虑、高血压和偶发的忧郁、失眠等这些额外的"福利"）。每次在癌症中心治疗的总费用大约为 2 万美元。我一年治疗癌症的费用超过 30 万美元。几乎每个月都要花 3 万美元来购买让我活下来的"贺癌平"（Herceptin）和"癌思停"等药，这些药都是一家在旧金山湾区的公司——基因科技制药公司生产的。你们做得"非常好"，谢谢你们。这些药之所以如此昂贵，是因为它们是新产品，尚处于专利期。所以基因科技制药公司可以予取予求。因为"贺癌平"和"癌思停"的高价，这些救命的药没有竞争对手。2007 年底我的健康保险将达到一生中前所未有的 100 万美元。

小心关节炎用药

《关节炎药物会造成癌症吗？》是一篇刊登在 2008 年 6 月 5 日《纽约时报》上的文章。如同文章中所提到的，FDA 收到 30

个癌症案例的报告，包含儿童和年轻人用药物来治疗风湿性关节炎、牛皮癣（Rheumatoid Arthritis Psoriasis）、克隆症和其他免疫系统的疾病。这些药包括：

1. 依那西普（Enbrel），由安进和惠氏药厂生产。

2. 瑞米凯德（Remicade），由强森制药公司和先灵葆雅药厂生产。

3. 复迈（Humira），由亚培大药厂生产。

4. 塞妥珠单抗（Cimzia），由比利时的优喜碧公司生产。

因为这些药会阻碍部分免疫系统工作，它们自然会造成癌症和感染的高风险。在药品的标签上提醒使用者注意淋巴瘤——一种免疫系统癌症的风险。这种因服药而致癌的风险普遍存在于成年人中。有项研究发现，服用"瑞米凯德"或"复迈"来治疗类风湿关节炎的人，其患癌比例是未服组的 24 倍。这些药常引发的癌症有淋巴瘤、皮肤癌、肠胃道癌、乳腺癌和肺癌。结核病也是其服用后副作用的结果。摆在我们面前的问题是，到底是活着但患牛皮癣或关节炎好呢，还是因治这些病得后遗症死了比较好？

到底是谁从这些药品中获得利益？结果不言而喻了。一个病人一年花在"瑞米凯德"上的费用大概是 12000 美元。2007 年，"依那西普""瑞米凯德"和"复迈"3 种药加起来，让制药厂赚了 130 亿美元。但你能轻易地通过净化肝脏、肾脏和结肠，在饮食时降低动物性蛋白质的摄取，也能食用营养蔬果，采取一个健康平衡的生活方式来治疗关节炎、克隆症和牛皮癣。我 35 年前曾深受关节炎的折磨，而当我知道其原因之后，我不靠任何药物帮忙就快速治愈了它。我提醒那些家中有孩子患关节炎、克隆症和类似疾病的父母们，这些药品所显示的"成功"，指的只是它们能将症状减轻和压制，而不是能做到多少真正的治疗。

小心阿司匹林

谁会想到，上百万人每天吞一片"无害"的阿司匹林，实际上会造成最严重的一种癌症？一项在马萨诸塞州波士顿市的布莱根和妇女医院（Brigham and Women's Hospital）进行的对近 9 万名妇女长达 18 年的研究表明，当参与者每周吃超过 2 片阿司匹林，会增加 58% 的患胰脏癌的风险；当剂量增加到每周 14 颗，概率会增加到 86%。

避开药品陷阱

药品中的化学成分，会给病人造成极大的隐患，这个问题已经愈来愈明显了。在美国，它们每年最少会杀死 10 万人。这个数字可能还会更高，因为只有极小部分因药品造成的死亡会被医药专家报告出来。几乎每个死亡案例中，医生在开具死亡证明时只是写下病名，把它当成是造成死亡的原因，而不是那个被用来"治疗"疾病的药品。如果今天医生们突然停止为我们开处方，明天就会有上千条生命获得拯救。

这个事实在很多年前就已经被公众知道了。

1976年，洛杉矶宣布当地的死亡率骤降18%，那个时候正值很多医生因抗议误诊的健保费用增加而罢工。在一项由加州大学（University of California）的罗默博士（Dr.Milton Roemer）所做的研究中显示，该州17家大型医院在那段时间的手术减少了60%。当医生们恢复工作，医疗行为恢复正常时，死亡率又回到了罢工前的水平。

1973年一个类似的事件已在以色列上演过。医生们发起了一个月的罢工，他们每日接待门诊的人数从65000人减到7000人。在那一个月里，以色列的死亡率降低了50%。由此可知，当医生罢工时，这种情况就会发生。在哥伦比亚首都波哥大，医生停止工作2个月，死亡率下降了35%。

除了杀死病人，药品还会对免疫系统、肝脏、肾脏、心脏、大脑和其他器官造成永久性的伤害。此外，服用处方药，很有可能让你经常出入医院急诊室。加拿大温哥华的一项研究显示，12%的急诊是由药品的不良反应所致的，当然病人住院的时间也明显较长。这个结论刊登在《加拿大医药协会期刊》（Canadian Medical Association Journal）上，这是在温哥华综合医院（Vancouver General Hospital）进行的研究，该院有995个

病床，提供了包括急诊在内的广泛服务。这家医院每年诊治
69000个病人。

药品不是设计用来治疗疾病的，它们是用来缓和症状的。
但那些症状是因为身体处理自身情绪时，没有解决内在失衡状
况而产生的。事实上，这些药品的设计无法让你的身体痊愈。
真正的问题不是你有了某种病的症状，而是你被洗脑后相信，
这个症状就是问题，而你所需要做的事就是去抑制它，以恢复
健康。那种非得吃颗药丸才能处理头痛或胃痛的心理，因为医
生是那样告诉你的，他们必须为你不愿意找到这些症状的原因
负责。当疼痛消失，问题就消失了，至少这是多数人相信且许
多医生反复灌输给人们的。但这忽略了一个事实，就是这些症
状只是一个警告信号，提醒你正在做的、正在接触的、正在吃的、
正在忽略的事情是有问题的，迫使你的身体进入一个治愈症状
的阶段。

疼痛、不舒服的症状，并不是那种用一颗误称为"药物"
的小丸子就能"治愈"的疾病。真正的药物会支持并帮助身体
完成它已经开始的治疗过程。药品会抑制身体的自愈力，不仅
难以降低症状，限制了症状，反而增强了疾病的成因。这让一
般抑制症状的方法（药物治疗）成为疾病的首要原因,包括癌症。

因此我建议你，不要掉入药品的陷阱，药品只会把你推向
一个恶性循环，让你永不得翻身。

第三章

揭开癌症的神秘面纱

癌症起始于我们被分裂的心，起始于我们早期人生的所有未能表现出来的悲伤和挫折。

癌细胞常常会发生在消化功能持续遭到干扰，情绪健康常受到破坏的人身上。

癌症常常是在我们外表表现得更加坚强与内心不断软弱之间进行碰撞时发生的。

要治疗癌症，就必须把自己内心深处的情感表露出来，让世界看看这个人内心藏了些什么。

让自己享受一次精油按摩，准时上床睡觉，吃营养的食物，每天去做有利于自己健康的事，让你身内的细胞和谐地运作。

01
联结片断

玛莉 39 岁时曾到我这里就诊。38 岁时她被诊断出有晚期乳腺癌。肿瘤科医生给她开了例行的癌症治疗处方——放射治疗和化学治疗。但这些治疗手段对她都没有任何帮助。不久后，医生劝她进行右侧的乳房切除术。手术是在她月经期开始前不久进行的。让她松了一口气的是，手术结束后，医生告诉她，他们已成功地"清除了所有的癌，现在病情得到控制"。但她的主治医生却不知道，在时间生物学（Chronobiology，注❶）里，妇女在月经期前一周或月经期间进行手术，其癌症复发的概率是在其他时间进行手术时的 4 倍。妇女在月经期间，免疫力与血液铁含量较低下，她们体内的抵抗力无法消除手术后剩余的癌细胞。因此，存在的癌细胞在她们身体其他部位会出现高风险。

如我所料，在进行乳房切除手术一年后，玛莉开始抱怨她的下脊椎和左膝出现严重的疼痛症状。10 年前，她曾被诊断出在下脊椎处有颈椎关节粘连（Cervical Spondylosis，注**⓰**），这是因为脊柱关节软骨边缘不正常的增生和钙化而形成的。这一次检查发现，在她的下脊椎和左膝部位已形成骨癌，这就是那次乳房手术和使用药物抑制免疫系统作用的结果，手术和药物促使上百万的癌细胞在她体内最脆弱的下脊椎处聚集。

根据玛莉的病例记载，她有严重的月经期问题。除此之外，她还被诊断出有贫血症。虽然多年来她一直在按规律补充铁剂，但仍然持续贫血，补充铁剂同时造成她经常性的恶心和胃痉挛。她告诉我，她的消化系统从未"舒服地运作"过，她还有便秘，3 ~ 5 天才会排便一次。经检查发现，她的肝脏部位有数千颗结石。

玛莉还提到她这些年来一直在使用多种抗生素以治疗各种感染。经常使用抗生素会增加患乳腺癌的风险，这已是公认的事实。据调查，在接受了各种抗生素治疗 25 次或更多次，使用时间超过 17 年的女性中，乳腺癌发生率是那些从未接受过抗生素治疗女性的 2 倍。

玛莉从小到大摄取了很多的糖果、蛋糕、冰激淋和巧克力。从目前相关的研究成果来看，妇女较高的乳腺癌患病率，与饮食中所含的高糖量有关（尤其是软性饮料和受欢迎的甜点）。人体需要释放更多的胰岛素来分解这些食物中的淀粉和糖，这就会导致细胞分裂和血液中雌激素的增加，而这两个因素恰恰会导致癌细胞的成长。

02
癌症的情绪因素

玛莉的童年过得很不快乐，因为她的父母经常为生活中的琐事争吵，她甚至记不得她出生后父母之间是否有过和谐相处的日子。她有颗敏感的心，对事情的敏感度比起她外向型的弟弟要严重得多，且常觉得缺乏安全感。她苦笑着说，她总是觉得自己在父亲和母亲之间拉扯，无法选择喜欢哪一个。

与父母同桌用餐，对她而言更是件非常痛苦的事，但常常被硬逼着与他们一起同桌吃饭，在那种非常紧张的气氛下备受折磨。有时候大家会保持沉默，避免引爆任何新的冲突。现在她对食物有强烈的厌恶和恐惧感，她常常是在站着或开车时，狼吞虎咽地把食物吃下去。

玛莉在工作上同样也面临着很大的困难。作为一名教师，她觉得学生可以把所有的挫折放在她身上，但她却只能把自己所有的感受放在心里。当她回到家里对着自己的孩子吼叫时，又会让她产生一种罪恶感。她希望自己是个好母亲，但她坚信自己不是。她不知道该如何好好地对待自己的孩子。玛莉还告诉我，她从来都不想去做一名教师，她一直梦想成为一个体操教练。

不能实现自己愿望所感受到的挫折感，是玛莉患癌症的主要原因。从她生命一开始就被教育要顺从社会体系，对她而言，这意味着她总是要做被要求去做的事。在她的内心深处，有着她未曾实现的梦想，只是因为她不想造成更紧张的气氛，让其他人对她的感觉很糟，所以放弃了自己的追求。

为了维持家庭的和谐，玛莉表面上服从父母的要求，但心里却感到非常愤怒。那天早上她走进我的办公室时，给了我一个甜美的微笑，为的是不显露出她内心的痛苦。她已学会把内心的痛苦紧紧地埋在内心深处。伤害她的最主要的不是她身体上的痛苦，而是所有对她心中爱与和谐的威胁，是那些被压抑的挫折感、恐惧感和不安全感。身体上的痛，仅仅是提醒她因为长期以来的经历所造成的心痛。不管是在童年时代还是成年期间，她不停在试图压抑或隐藏自己内心的感受，因而造就了她的某种个性，而这个个性需要一种疾病来带它走向某种结局。

玛莉被迫与父母分离多年，并试着取悦他们双方。她从未做出要么取悦她自己，要么取悦她父母的选择。心理上的分裂，耗尽了她身体里所有的能量和快乐。

癌症开始于她被分裂的心，开始于充满她早期人生的所有未能表现出来的悲伤和挫折！

03
全都与身心有关

所有发生在我们情绪上的东西，也会发生在我们身体上。

真正的癌症是一种受困且孤独的情绪，是一种"别无选择"的感觉。透过身心的连接，任何对待生命中和谐、稳定和简单的愉悦感觉，一旦被压抑，全都会转变成身体内不舒服的生物反应。这些负面反应剥夺了身体细胞里所有正面的效益。细胞并非是没有感觉的物理机器，也不是对外来的改变或威胁没有反应的"自我"意识体。情绪上的窒息感，让玛莉形成非常多的愤怒和挫折，以至于害怕不被别人喜欢，包括她的父母。她把这些负面情绪凝聚在自己的身体里。她的"有毒的"心智转变成了一个有毒的身体，而这样的身体又威胁着她的生存。她一直保留着自己的想法和感觉，这种状况威胁着她身体细胞的健康生长。

无论你是否愿意让自己远离被批评或被伤害，事实上两者都会在你体内转化成毒物。这些毒物如此强大，以至于如果你因之哭出来后把眼泪擦在蛇的皮肤上，会在蛇皮上面烧出洞来（我住在非洲时真的看到过这种现象）。另一方面，欢乐之泪水则不具有任何毒性。

玛莉在她父母家吃晚餐时所经历的持续性紧张状态，严重干扰了她的消化功能。在压力和紧张中，负责供应消化系统器官的血管会变得又紧又窄，无法进行正常运作，即使是健康的食物也是如此。更进一步讲，当你在情绪低落时进食，会减少体内消化液的分泌。当你感到愤怒或沮丧时，你的胆汁植物群（bile flora，让胆汁平衡的益生菌）会变得更易凝固。持续的情绪紧张会导致肝脏的胆道和肾脏中形成结石。胆汁分泌受抑制的结果，削弱了"阿格尼"（Agni，印度神话中的火神），也就是"消化之火"。每当玛莉用餐时，都会把此时的心情与在家与父母一同用餐时的紧张心情联系起来，她的潜意识会避免任何与食物有关的事情出现，她的身体也是如此。身体无法适当地消化和吸收在匆忙中吃下的食物，因此大量的有毒废物累积在她的小肠和大肠中。慢性便秘以及营养吸收不良，包括脂肪、钙、锌、镁和维生素的消耗增加，同时削弱了她的骨组织、骨髓和生殖功能。

当维持细胞基因（DNA）的再生组织缺乏氧气和营养时，正常和健康的细胞就会开始改变它们的基因，出现非正常的分裂，以在"饥荒"中生存。正常情况下，免疫细胞、胰脏酶和维生素会在身体的癌细胞出现时击败它们。但大多数的消化酶会很快地被"用光"，尤其当饮食中富含动物性蛋白质，例如牛肉、猪肉、禽肉、鱼肉、蛋、奶酪和牛奶时，而含糖量高的食物也是一样。玛莉特别依赖这些食物。因为在生命中大部分时间，玛莉都深受消化不良和便秘之苦，她的身体严重缺乏对癌细胞的解毒剂。相对于那些消化系统有效运作且拥有开朗性格的人，癌细胞常常会发生在消化功能持续遭到干扰、情绪健康常受到剥夺的人身上。

玛莉下颈椎的椎关节显示了其支持系统的虚弱，显示了缺乏父母支持和鼓励的直接反应。当玛莉坐着时，她的身体往下沉，看起来只有她实际体形的一半大。她看起来像个吓坏了的孩子，缺乏自信和安全感。她的姿势表明，她试着保护她的心不要再受伤害。除此之外，她的呼吸浅浅的且没有效率，像是她不想被其他人发现她父母可能对她表现出的苛刻或不认同。膝盖是整个身体的支持系统，长期的妥协、缺乏自信，表现在她多年来的膝盖问题上。

04
玛莉的成功战役

一项日本的研究显示，癌化肿瘤症状自然消失的病人，在突然痊愈之前，通常在 24 小时之内，经历过对自己态度的深刻改变。玛莉必须在她的生命中做一些重要的改变，其中之一是找个新工作，即使收入会减少。如果玛莉仍处在对压力及噪音高度敏感的嘈杂情况下，她紧张的情绪就无法有助于治疗。她需要花更多时间去接触大自然，去室外享受阳光，去沙滩上漫步，去画出她的感觉，去听她最爱的音乐，当然还要每天花一些时间平静下来去冥想。

除了遵循阿育吠陀印度传统医学日常的计划和饮食之外，玛莉开始使用净化的方法来清除她结肠里污秽的排泄物，以及把累积的毒物血液从肝脏和结缔组织中清出去。这个肝脏净化法，让她排除了 15～20 年来影响她的肝脏和胆囊的数千颗石头。对玛莉而言，最重要的事是她对生命中的所有事产生了强烈的意识，包括饮食、情绪抒发，体会到了身体发出的口渴、饥饿和疲倦的感觉。她需要对她的需求和渴望变得有感觉，而且只要有可能就试着去实现它们。她所了解到的最重要的信息是，她不需要去做任何让自己不开心的事。

允许自己犯错，即使犯了错，也不去自责，这是她最需要的疗法。

玛莉的朋友和家人也必须了解她正处在一个决定性的恢复阶段，任何正面的想法和感觉，都是她在年轻时从未有过的、非常棒的支持系统。在接受我的建议 6 个月之后，玛莉身体状况得到了稳定性的改善。现在，她觉得这个疾病使她更加关爱生命，让自己进入一个她以前从未经历过的内在的觉醒。现在她的癌症已经痊愈，她的身体情况仍持续改善，她不断培养自信与自我接纳。

05

癌症：排斥的反应

杰若米患了霍奇金症——一种最普遍的淋巴瘤。淋巴瘤是因淋巴组织的快速生长改变而形成的恶性肿瘤，又被称为淋巴癌。现代的医疗手段无法解释此病的成因。霍奇金症通常在青春期或在 50 ～ 70 岁之间发病。

22 岁时杰若米注意到自己颈部有 2 颗增大的淋巴结。几天之后，他被诊断出了霍奇金症。有些患了此病的人会在数月之内死亡，但有些人多年来只会出现一些征兆。杰若米就是其中之一。他是土型体质（Kaphatype，注⑰），有像运动员一样非常强壮的身体，精力充沛和耐力十足。他天生的缓慢代谢率，可能是疾病在体内进展缓慢的重要原因。

在 1979 年被诊断出淋巴瘤后，他很快就接受了首次化学治疗，但情况并没有得到任何改善。1982 年，当医生在例行的化疗中增加了多种放射治疗后，出现了严重的副作用，包括他身上的毛发全部掉落，并失去了味觉。他的沮丧可想而知。尽管在此之后的 14 年里各种治疗给他造成了无数创伤，他却始终没有掉入忧郁和沮丧之中，他与病症的顽强抗争精神使他得以继续作为一家成功企业的总经理而努力工作。

透过阿育吠陀的把脉法（Pulse Reading），以及观察眼睛（虹膜学，Iridology，注**⑱**），我能确定杰若米的消化功能和淋巴排毒功能很早以前就已经开始快速衰退了。他的肝脏有很多结石。后来证明，杰若米在 4 岁时经历了一次非常大的创伤，虽然一开始他几乎不记得这个事件。杰若米后来说，他最大的情绪压力事件发生在他 21 岁时，他交往已久的女友因为另一个男人离他而去。事实上，在她离开的前一年，他就发现了自己脖子上淋巴肿大。被女朋友拒绝，是他生命中最让他心碎的时刻。这个时刻打开了他另一个更加痛苦的被拒绝的记忆。

06
与记忆幽灵对抗

杰若米出生在一个政治环境不稳定的发展中国家。4 岁时，他的父母为了他的安全，送他去另一个发展中国家的寄宿学校就读。因为他不了解这个做法背后的原因，他认为父母不再爱他，不希望他在身边。他所能记得的，就是他认为的生命线——与他父母的亲密关系被切断。虽然他的父母相信送他离开，对他而言是最好的选择，但他觉得在他最需要他们的时候失去了生命中最重要的人。他那个小小的世界在这个最"黑暗"的日子里彻底瓦解了，伴随他的是身体的主要功能开始衰退。

杰若米拼命向父母证明他值得他们去爱。但他却没有感觉到他这种想法要想成功，需要有持续的驱动力。他很骄傲地告诉我，他在人生中从未放弃，他不会被任何事击倒。或许他不知道他已病情十分严重了。他的外表，除了秃头之外，并未显露出他的身体正在拼搏。他把所有的精力和时间都投到工作上，而且非常勤奋。

要治疗自己，杰若米必须意识到他内在那个"被拒绝的小孩"。早在4岁时，他就把他自己那部分意识深深地埋入心里。而第二次，21岁时女友又离开了他。第二次被拒绝，令他的那种被父母抛弃的痛苦感受更为强烈。

身体把我们的所有经历储存在一个隐形的"档案柜"中。据此，所有我们在人生中的愤怒感觉都存在一个"档案"中，悲伤的事情存在另一个"档案"中，而被拒绝被放在一个不同的"档案"里。这些印象并非依照时间来记录或储存，而是依照其相似性。它们滋养了"记忆的幽灵"，且给它愈来愈多的能量。当一个档案柜"满了"，即使一个小事件也能造成毁灭性的爆发，并唤醒记忆的幽灵，从而赋予它新的生命。这就发生在杰若米的生活中。

杰若米4岁时被抛弃的记忆，在女友离开他时被再度唤醒。通过忽视和否认这次的拒绝曾发生的事实，他不自觉地导引他的身体去创造相同的反应，就是在淋巴系统中的癌症。淋巴系统负责中和并清除身体内有害的废弃物。因为无法远离那个恐惧和愤怒的"记忆幽灵",杰若米再也无法将自己从死亡的细胞和代谢废弃物中释放（注❶）。他的肝脏和胆囊累积了数千颗结石，几乎令他窒息。他的身体别无选择，只能通过在身体内显现出癌症来表达多年来他身体上和精神上所受到的折磨。

07
放弃对抗的需要

所有发生在生命中的负面事件，事实上是为了使生命的内在变得更加完整，并向前更进一步发展的独特机会。当我们需要给自己更多的爱、更多的时间和赞赏，却无法实现这些必要的需求时，生命中的某些人或某些事会把我们推向那个不好的结果。感到被别人拒绝，让人失望或生气，表明了我们未对这些发生在我们身上的负面事件有一个正确的认识。为了一个不幸的事情去责备自己或他人，使自己有了一个受害者的感受，是很容易致病的。进一步讲，若我们不能够掌握伴随疾病而来的信息反应，我们就有可能要以面对死亡的方式来体验生命的历程。

现在的医疗方式不会把焦点放在癌症的实质问题上，但是"疾病的过程"会以它真正的原因来处理存在的问题。化学治疗、放射治疗和手术，安抚了病人那种受害者的心态，但没有治疗这个疾病的真正的原因。唯有当病人将自己从受害者心态和自我攻击中解脱出来，治疗才会发生奇迹。当人的健康和自我接受的内在感受很强烈时，外在的东西就无法造成重大的破坏性冲击。因此，仅仅是清除了生命中的外在问题，并不足以令癌症症状自然缓解。一个伴随着内在的改变更为必要。

杰若米没有从父母那儿得到关爱和赞赏，他需要快乐和愉悦让自己有时间去冥想，去自我回馈，去在大自然中感受它们带来的欢乐和能量。癌细胞是为了在一个"充满敌意"的有毒的环境中生存而战斗的细胞。我们要做的是放弃在生命中对抗的需要，为身体DNA重写程序，改变导致它们最终毁灭的原因，让它们健康地繁殖。

我们需要为自己的生存而战斗，给癌细胞一个再次被身体内细胞"大家庭"接纳的机会。癌细胞是被这个"家"拒绝的正常细胞。它们被剥夺了正常生存的养分和支持。当癌细胞不顾一切求生时，会紧抓任何它们发现可以维生的东西，即使那是细胞的废弃物和毒物，尤其是在它们变成"被抛弃"的细胞之后。

如同我们想要得到爱一样，癌细胞也需要知道它们是被爱的。我们不需要通过手术，不需要使用有毒药品，不需要使用致命的放射线把癌细胞从身体上清除掉。为了健康和谐的生活，我们必须跟身体内的所有细胞做朋友，包括癌细胞。"爱你的敌人"这句俗话，适用于人，也适用于癌细胞。杰若米患上癌症，是因为缺乏自我欣赏，感受不到爱。

等待父母对他展露出爱，实际上是杰若米否定了他对自己的爱。杰若米后来感悟了，他的疾病事实上是另一种方式的祝福，帮助他第一次找到自我，第一次知道该如何去爱自己。

如果我们能够将那个被称为疾病的东西，视为我们内在世界的一个完美表现，我们就会花更多精力关注内部发生的事情，而不是试着去处理某些不是那么着急的事情。这么一来，癌症好像很难懂，而且意义深奥。它的目的不是摧毁，而是去治疗那个不再完整的你。

08
癌症：强而有力的治疗者

几年前，有位女士在 Curezone.com 网站上的"请教安德烈·莫瑞兹"论坛（注❷）上面跟帖，询问自己如何才能去帮助刚刚被诊断出癌症的双胞胎妹妹。她提到她的妹妹一辈子都在拒绝她。同时还告诉我，为了妹妹，她已经尽了最大的努力了。其实，此刻真正需要帮助的，并非是她妹妹，我这么写道：

癌症常常是在我们身体外表坚强与内心软弱之间的碰撞中发生的。你妹妹现在最需要的是你给她一面面对自己的明镜，告诉她你内心的真正感觉，告诉她你的罪恶感和你贫乏的自我价值，还有你因持续被她拒绝而流下的泪，这样她就能在她的内心世界看到这些，并开始释放她内心深处的情感。如果你希望她能得到治愈，请告诉她你所有的软弱，允许你为她和自己而哭泣。这样就能促使她做同样的事。

我继续向她解释，她妹妹的癌症只是一次无意事件，它把所有烦恼困在内心，包括废物、怨恨、愤怒、恐惧和其他负面的感觉和情绪。我写道：

因为这个理由，要治疗癌症，一个人必须把自己内心深处的情感表露出来，让世界看看这个人藏了些什么（因为错误的羞耻和罪恶的感受）。罪恶感是一种不必隐藏的情绪，事实上，我们每个人都无法避免做错事，一个不了解所有事物、知识不渊博的人不做错事情，几乎是不可能的（注㉑）。事实上，你从未造成对任何人的伤害，除非受伤害的那个人凭借他们的真我（Higher Self，注㉒）直接要求它这么做。不爱惜、不关心自己的孪生姐妹所带来的罪恶感，造成强大的负面影响，让她身体的细胞开始充血并发动攻击。癌症是她所选择用以清除心中罪恶感的方式——一种她把对过去做错事的谬误潜意识带到意识层面的方式。

与癌症病人谈话时，通常会涉及死亡的话题，那是他们最终会面对的事情。我告诉他们，他们并不会真正死去，没有人会死。身体的死亡对那些留下来的人来说，实际上是一个真实的经历；对那些身体死亡的人来说，却不是事实。一条蜕掉旧皮的蛇，并不会担心它身体某部分已死亡且掉落。只要我们对"我"的认知意识存在（它是一直存在的），身体的死亡就无法毁灭我们。事实上，死亡是一种"非经验"（Non-Experience），因此，对那些仰赖自己实体的认知以决定要相信什么的人，就形成了一个"真实的假象"。当一个我们所爱的人突然因身体的死亡而离开，我们很自然地会为他的离去感到悲伤。虽然这些悲伤的情绪是真实的，但造成这些情绪的理由却不是。一个人的消失只跟旁观者有关，但没有任何事发生在"消失"的那个人身上，他仍旧是他，只是不在一个实质的身体里。

我个人曾经因为多次身患重病或受到外伤而面临死亡（濒死经验，注❷）。我的父亲也有过相同的经验，但我们都没有死去的感觉。事实上，情况正好相反，不论是活着还是醒着，对于任何事物的察觉强度都会变得非常大，以至于死亡就像是银河那般遥远。相比较之下，被拉回到生病的身体，感觉还更像死亡。我用母亲想要的方式将她埋葬的那天，是值得庆祝的一天。我们不需要为自己感到遗憾，尊敬被分离的灵魂，事实上应替她感到高兴。当你的身体死去，唯一感到痛苦和懊悔的是那些留在世间的你所爱的人，他们无法与你分享你所得到的真正自由和存在，无法分享你们感到的极其美妙的欢乐和视野。

当一个人经历死亡时,并没有任何"在自我里"或"自我的"东西去了他处。因此,我写给这位女士:

比起继续留在她身体里,更重要的是她是否与自己和平共处,除了她实质的肉体,她将带走所有的东西。无论她是否已准备好接受和拥抱真正的自己,要治疗她潜意识自我毁灭的行动,只能完全仰赖她自己。没有人可以为她做决定,这或许很难理解,但她要为发生在她身上的每件事负责。你唯一能为她做的事,就是告诉她你是谁,然后让她知道你的感觉。这会是她经历自我转变时所需要的催化剂。告诉她如何去做,绝对不是她需要的。用宽恕的方式治疗你自己,你就能给她最大的帮助,让她敞开心胸,为治疗而准备。   .

如果你所爱的人得了癌症,你能在他的治疗过程中扮演非常重要的角色。通过让他打开你的心灵,分担你的恐惧和察觉到你的软弱,你就会促使他也向你打开他的心扉。如果他需要,让他尽情地哭泣吧。不要试着去安抚他,你要告诉他:"一切都会好的。"让他自己去经历痛苦、绝望、困惑、孤独、无望、生气、恐惧、罪恶感和羞耻等感觉。事实上,癌症并不会让我们产生这些情绪,但它会把它们从潜意识层面带到感觉及了解的层面。如果病人知道自己所有这些感觉,无须隐藏,无须压制内心感受,癌症就会变成一个非常强而有力的自我治愈方法。你只要待在朋友旁边,试着消除他的痛苦,你就会成为一个比医生更好的治疗者。

09
解决冲突情境的力量

未被解决的冲突往往是所有疾病的开端，包括癌症。身体总会利用压力反应来应付冲突中造成的创伤。一篇发表在 2007年 3 月 12 日《生物化学期刊》（Journal of Biological Chemistry）上的论文显示，压力激素——肾上腺素会以对抗细胞死亡的方式来改变前列腺癌细胞和乳腺癌细胞。研究人员发现，肾上腺素在压力下会快速增加，并在长时间的压力或沮丧下持续增加。他们发现，当肾上腺素中一种被称为 BAD 的蛋白质（会造成细胞死亡）接触到癌细胞时，就会无法发挥作用。这表示，情绪压力不只是启动或导致癌症的进展，同时也会损害或降低癌症治疗的效果。德国大学教授海默（Ryke Geerd Hamer，M.D.），在对超过 20 万名癌症病人进行的例行计算机断层扫描中发现，每个人大脑的某个部位都出现了功能损害现象，看起来像射击靶心的同心圆，或是石头掉进水中后水面波纹出现的状况。大脑中的这种变形被称为"海默群"（HAMER herd）。海默博士发现，这些损伤是由病人的一个严重、剧烈且孤立的"冲突—震惊—经验"现象所造成的。只要冲突解决，计算机断层影像就会改变，一个浮肿会出现，最后疤痕组织（scar tissue）形成。自然地，癌症就会停止生长，变得无法作用，最后消失掉。

仅仅是通过帮助病人解决他们严重的自身问题，并在治疗阶段支持他们的身体自愈，海默博士在他的癌症治疗上就达到了一个非常高的成功率。根据公开的记录，在接受他简单的治疗后4～5年，6500名晚期癌症病人中，有6000人仍然活着。

10
癌症是你不爱自己的结果

很多癌症病人把他们全部的生命和时间，都放在帮助和关心其他人身上。在他们这种无私服务的背后，有一个非常高的情操和境界。如果以他们牺牲和忽视自己的健康来避免面对任何来自他们心中的羞耻、罪恶或无价值感，实际上是在切断支撑他们自己的身体主干。他们是"无私"的，是在致力于取悦和服务别人，换句话讲，别人会喜爱并感谢他们所做的贡献。但这在潜意识里却是被认定为不爱护自己，会锁住身体器官和组织细胞记忆中那些没有解决的问题，以及恐惧感和无价值感。

"爱你的邻居，像爱自己一样"是治疗癌症时一个最基本的要求。这句话的意思是，我们有多么爱自己，感激自己，就同等地去爱别人和感激别人。一个人要想真正去爱一个人，却没有情感或占有的羁绊，就必须完全接受自己身上所有的缺点及存在的不完美。我们对自己的身体、心智和精神健康的关注程度，也同时决定了我们对其他人的关注程度。对自己过分严厉，碰到自己不喜欢的东西，看到自己不喜欢的行为，悟到自己厌恶的感觉时，我们就会关闭我们的心房，然后感觉到自己是多么的羞愧和毫无价值。为了避免对暴露自我阴影（shadow self，我们不喜欢自己的那个部分）的恐惧及回避，我们试着通过取悦别人来赢得他们的爱。我们相信这种方式能让我们接收到自己无法得到的爱，但这种方式就长期而言是行不通的。

你的身体会依照你的大脑发出的指令行事。这种内在的驱动力——思想、情绪、感觉、渴望、信仰、欲望、爱好和厌恶等就像是软件一样，被编排在你细胞日常的基本生活中。透过心智与身体的联结，细胞别无选择，只能遵守经由你的大脑发出的指令。如同 DNA 研究人员最近证实的，你可以在事情发生的瞬间，正确地改变你的 DNA 设定和行为，你的 DNA 会倾听你对自己所表达的每个字，感受你经历的每一刻。此外，它也会对它们有所响应。无论是有意识或潜意识地，你都在编排生活中每一秒的程序。如果你选择这么做，你就能以你想要的方式重编程序，让你拥有真正的自我感觉。一旦你知道自己为何许人时，你就会情不自禁地爱上自己、接受自己、尊重自己。你不会再因犯错而责怪自己，不会再对自己要求完美，不会再让别人的意愿左右自己。用这样的观点来看待自己，你就会发送爱的信号给你全身所有的细胞。

爱的联结效应统一了差异，让身体的每件事物和谐地结合，包括身体细胞。

爱不应该因为需要和附属而困惑，当我们每天感受不到爱时，我们的体质就会开始瓦解，病症就会随之而来。

为爱而生，是我们生存在地球上的目的之一。那些爱自己也能爱别人的人，自然会得到别人的爱。博爱会让人类和所有的动物以及大自然融为一体，分享天地合一给我们带来的愉悦而茁壮成长。完全接受自己不畏死亡的信念，当死亡真正来临时，我们心中自然不会有丝毫悔恨和自责，我们会安详地离去。

当我们对自己封闭了心扉，我们会变得异常孤单，身体开始变得虚弱且不健全。众所周知的，寡妇和离群独居的人，那些长时间没有朋友可以交流内心深处情感的人，是最容易得癌症的。

你的身体细胞是你所拥有的最亲密的"邻居"，它们需要感受你的爱和你的接纳，知道它们是你身体的一部分且关心它们。这是你必须随时要牢记的事情。

让自己享受一次精油按摩，准时上床睡觉，吃营养的食物，每天去做让自己健康的事，是非常简单但力量强大的爱的信息，它促使你身体细胞之间相互和谐地运作。这样做同时还能够完美且有效率地降低毒物在身体内的含量，这并非毫无科学根据。你可以去医院做个调查，询问一下病人，问问他们在生病前是否对自己的生活感到满意。也许所有的回答都会是"不满意"。虽然你不是一个从事医药领域的研究人员,但你可以做一个没人做过的重要研究。你会非常惊讶地发现,造成疾病最普遍的原因是"不爱自己",换一种表达方式就是"对生命的现状不开心"。对生命的现状不开心或不满意,也许是你所遭遇的最严重的压力形式。事实上,它也是许多疾病包括癌症的一个主要危险因素。

一项最近公布的研究成果表明,严重的情绪压力会让乳腺癌风险增长 3 倍。100 位有乳房肿块(Breast Lump)的人,在他们得知自己患有乳腺癌之前被访,其中二分之一的人在过去 5 年内都经受了生命中意外的打击,比如失去亲人等。情绪压抑或心情不畅会严重损坏消化系统、分泌系统和免疫系统的功能和作用,导致体内产生大量的危险毒素。仅仅利用"大规模毁灭性武器"使身体摆脱癌症症状,并不能解决癌症背后那些没有解决的情绪伤痛。

第四章

身体的行动智慧

癌细胞不会危害人的生命，但那些形成癌细胞的物质会损害我们的健康。肿瘤内的癌细胞是无害的，切除、烧掉或毒死肿瘤，并不能预防真正的癌细胞扩散。

癌症不是病，它是一个不同寻常的突显高度效能的生存及自我保护机制。

消化和代谢的酶拥有强大的抗肿瘤能力，当身体得到适当养分供应时，这些强而有力的酶就能轻易地进入我们身体的细胞中，长时间损伤的细胞或肿瘤，就能被轻易和快速地清除掉。

每天喝 5 杯绿茶，可延缓前列腺癌的生长，这个研究成果刊登在 2003 年 10 月 7 日的《国际癌症期刊》上。

01
癌症无法杀了你

癌症跟其他的疾病一样，并不像是地面上长出的蕈菇，随时随地出现在身体的某个或某些部位。它不是一种定义明确的状态。它是许多毒性危机造成的结果，就像它们的源头一样，会造成一个或多个精力耗竭的状况。刺激、情绪创伤、被压抑的情感、无规律的生活方式、水分缺乏、营养不良、暴饮暴食、缺乏深层睡眠、体内重金属的累积（尤其是来自补牙用的汞合金）、身体接触化学物质、缺乏阳光照晒，这些都是阻碍身体清除代谢废弃物、毒物和每天 300 亿个被淘汰细胞的因素。当这些死亡的细胞累积在身体的任何部位时，会自然地导致一些渐进式的反应，包括过敏、肿胀、硬化、发炎、溃疡和不正常的细胞生长，就像其他的所有疾病一样，癌症是一个毒性的危机，它体现出身体的最后一搏，以摆脱累积的腐败毒物和酸性物质。

不这样做，身体就无法清除代谢废弃物、毒物和被分解的细胞。

癌症就是证明身体已经处于中毒状态的信号。它从来就不是疾病的成因，而是对一个不健康的身体状态做出的反应。把癌症当成疾病的成因来治疗，就如同用脏污的泥巴（化学疗法混合药物的毒物）来清洗一个肮脏的锅子（被毒害的身体）。显然，使用有毒的物质去治疗已经负载大量毒素正为生存而挣扎并希望恢复清洁和功能的身体，是根本不可能成功的。当然，你可以采取把这个锅子丢掉的办法来解决这个问题。但当你要烹饪新的食物时，你会面临一个更大的问题，你没有东西可以煮食物。同样，杀死癌细胞，我们几乎也杀死了这个病人。这个过程虽然不能马上能看到，但却是在逐渐进行的。

尽管医疗行业花了很大的努力和费用（无论动机是什么），但癌症的死亡率在过去的 50 年并没有降下去。外科手术的确有助于抵销或消灭肿瘤中的腐败毒性，在一些个案中还改善了癌症病症的状况，但无论是外科手术、化学治疗还是放射治疗，这些主要的治疗方法都无法清除癌症的成因。发生在前白宫发言人史诺身上的事，很可能会发生在任何人身上。一个癌症病人可能在一个"成功的"治疗过程结束之后返家，解除病症警报，并且被告知已经"治愈"了，但另一方面癌细胞却在继续消耗他的身体能量，他像以前一样，吃同样有害的食物，过着承受同样压力的生活，毒物便再次累积。免疫系统已经因为一个创伤（伤害）的介入而十分虚弱了，无法再经历第二次创伤。如果这个病人死掉了，并不是癌症杀了他，而是那未被解决的致癌原因。目前对癌症的治疗，只有非常低的缓解率（7%）。

通过摧毁病人身上的肿瘤来承诺他们癌症可以被治愈，根本就是个骗人的把戏。

病人很少被告知是什么原因让正常、强健的细胞变成虚弱、受损且不正常的细胞。

肿瘤细胞是因为缺乏养分、水分、氧气和空间而"痛苦"的细胞。生存下去是它们最基本的基因倾向，就像我们一样。在一个酸性、缺乏氧气的环境中生存，这些受损的细胞被迫要突变，开始吃光所有它们所能抓住且能维生的东西，包括毒物。它们从组织液中过滤掉的营养比如葡萄糖、镁和钙，比它们是正常细胞时所需要的还多。一个癌细胞为了产生与健康细胞相同数量的能量，需要 15 倍的葡萄糖。癌细胞需要使葡萄糖发酵，那是一种没有任何效率且非常浪费的能量制造方式。与它们为邻的较健康的细胞开始在这个过程中逐渐衰弱，最后整个器官会因为缺乏营养而精疲力竭，衰弱进而失去功能。癌肿瘤总是在寻找更多能量来自我分裂并繁殖。糖是它们最爱的食物之一。渴望吃糖是细胞过度活动的表现，而许多爱吃糖并且吃糖很多的人，会因体内长了肿瘤而死亡。

很明显，癌细胞似乎应该为一个人的死亡负责，这是现代医学急于摧毁它们的主要理由。但癌细胞根本不是罪犯，就如同阻塞的动脉不是心脏病发作的真正原因一样。事实上，癌细胞帮助一个高度充血的身体活得比没有它们的情况更长时间。是什么原因，让免疫系统必须忽视可以被轻易消灭的癌细胞，而让它们聚集起来形成肿瘤？唯一合理的解释是这些细胞正在充满有毒废弃物的身体里进行艰难的工作。大自然为此提供了一个很清楚的案例，你只要想想毒蘑菇的功能就好了。你会说一朵有毒的蘑菇很"恶毒"或"邪恶"，是因为如果你吃它就会死亡吗？不会的。事实上，那些在森林里的蘑菇，会从土壤、水和空气中吸收毒素，它们是自然界生态系统链中一个必不可少的部分。虽然这些蘑菇创造出来的净化效应不容易被我们注意到，但为了森林以及栖居于森林的动物的健康成长，它们被允许存在下来。同样地，癌细胞一点也不恶毒，事实上，它们在扮演吸收身体内那些可能会杀死我们的毒物的角色。突然变成"有毒的"恶性细胞，向来不是正常和健康细胞的主要选择，但却是它们在身体面对一个即将到来的大灾难时作出的最佳选择。如果身体死了，不是因为癌症，而是其他的原因所导致的。

为了坚持做它们愈发困难的工作，这些肿瘤细胞必须长大，即便必须消耗其他健康的细胞来达到此目的。若少了它们的活动，器官也许会因突然失去已经衰败的结构而崩解。某些癌细胞甚至会离开肿瘤区而进入淋巴液，跑到身体其他也有相同高毒性和酸性的部位去。这种癌细胞的扩散，就是所谓的转移。但癌细胞注定只在高度毒性（酸性）的环境中安顿下来，这是一个它们可以生存，可以继续不寻常解救任务的工作环境。它们已经适应了在有毒且无氧的环境中生存，在那儿它们可以中和一些阻塞的代谢废弃物，像是乳酸和腐烂的细胞残骸。在这种情况下，免疫系统去破坏这些被"疏远"的、正在从事一部分重要的免疫工作的细胞，是一个致命的错误。没有肿瘤的出现，大量由腐烂细胞残骸造成的腐败性毒物，将穿透血管壁，渗入血液中，并在数小时或数天内杀死一个人。记住"癌细胞是身体内的细胞"这一点很重要。如果它们不再被需要，DNA 的一个简单指令会让它们失去控制而分裂。

肿瘤不会杀死任何人（除非它们阻塞了维生的通道）。我们已经了解到，癌细胞没有足以毁灭任何事物的武器。此外，肿瘤内大部分的细胞根本不是癌细胞。癌细胞无法形成组织，只有健康的细胞才可以形成组织。一个肿瘤若没有与正常的细胞结合在一起，就无法生存。如果要进一步说明，则可以以前列腺肿瘤或肺肿瘤为例，这两种肿瘤里的癌细胞数量，实在是少到不足以危及一个人的生命。

肿瘤就像海绵一样，吸收在血液、淋巴液和组织液中循环和沉积的毒物，这些毒物才是真正的癌症。而且它们还会不断循环下去，除非肿瘤能将它们过滤出去。一旦摧毁肿瘤，毒物会维持并继续循环，直到一个新的肿瘤产生（复发）。通过添加化疗药物、抗生素、免疫抑制剂等毒物，会使真正的癌症（由毒物组成的）继续扩散，且愈发造成阻塞并让它们变得更具侵略性。清除这些毒物的唯一出口，也就是肿瘤，真正的癌症就会开始摧毁身体。换句话讲，对病人实施治疗时忽略了病人身体中真正的癌症（毒物），那才是杀死病人的凶手。

　　癌细胞不会危害人的生命，但那些形成癌细胞的物质会损害身体的健康。再重复一遍，肿瘤内的癌细胞是无害的，切除、烧掉或毒死一个肿瘤，不能预防真正的癌症扩散。除非以净化身体及恢复正常的消化与排泄系统功能来处理真正的癌症，否则癌细胞的成长会在身体本能求生的企图上持续扮演重要的角色。

　　身体必须费尽精力来维持一个肿瘤，而不是限制它。如果身体没有利用肿瘤的成长来维持自身的生存，就不会选择这个自卫的本能——因为它最终得胜的概率可能非常小。如同先前提到的，多数癌症状况（90%～95%）在没有医疗手段介入下，会自动出现又完全自动消失。数以百万计携带癌细胞的人四处走动，却不知道他们身体里带有癌细胞。没有任何治疗手段可以与身体自己的治愈功能相提并论，不幸的是这种功能却被我们当成了疾病对待。

　　癌症不是病，它是一个不同寻常的突显高度效能的生存及自我保护机制。

我们应该给宇宙中最好的、最复杂的系统——人类的身体，更多一点的信赖，让它明确地、非常完美地知道如何处理好自己的问题，即使是在最严苛的环境之下。

02
身体孤注一掷的生存企图

没有人想被别人攻击，这道理同样适用于身体内的细胞。细胞只有在不能确保自己生存，至少不能活得愈长愈好时，才会进入一个防御模式，并变成恶性细胞。当细胞不再需要自我防御时，癌症就会自然消失。癌症和其他的疾病一样，是一种毒性危机，当达到自然的结局时，它们就会自动离开。

一个健康的身体每天会损耗掉超过 300 亿个细胞，其中至少有 10% 是癌细胞。这是否意味着我们每个人都注定要得癌症这种病？当然不是。这些癌细胞是程序化突变的产物，让我们的免疫系统时刻保持着警惕并充满着活力，然后受到刺激。

受连续耗尽能量的影响，情况发生了改变，身体无法再适应去处理持续出现的破损、损伤和癌化细胞，结果就是细胞间液不断阻塞，同时还影响养分传送到细胞组织，废弃物从细胞组织中排泄出去。结果，众多死亡细胞的残骸开始分解，留下大量退化的蛋白质碎片。为了清除这些有害的蛋白质，身体将一部分有害的蛋白质放置在血管壁的基底膜里，将其他的部分丢弃至淋巴管中，最终导致了淋巴阻塞。所有这一切，严重妨碍了身体正常的代谢过程，使得某些群组的细胞转而变得衰弱且受损。这些细胞中很多会突变成恶性细胞，癌化肿瘤也因而产生，这样毒性的危机就达到了顶峰。

用正确的方法，一个鸡蛋大小的肿瘤会自然地缩小并消失，不管它是在脑部、胃部、乳房或卵巢中。当毒性危机停止时，治疗就开始了。当我们停止去消耗身体内的能量时，不仅毒性危机终止了（见第三、四章），同时也开始从血液、胆管、肠胃系统、淋巴管和组织液中清除存在的毒物。除非我们的身体已严重受损，否则还是能够妥善地修复身体其他的部分。从另一方面来说，医疗的介入只能产生抑制和衰弱的效果，让身体自然缓解的可能性几乎降低为零。只有那些拥有强壮身体和健康心理状态的人，才有可能在治疗中存活下来，并治愈自己。

多数癌症会发生在重复的警告之后。它可能出现在：

持续使用止痛药来抑止头痛。

持续饮用咖啡、茶或汽水来抑制疲倦。

尝试用尼古丁控制紧张情绪。

服用减轻症状的药物。

患有季节性的感冒时，没有让它自然痊愈。

没有给自己足够的时间去放松、开心大笑和安静思考。

你一直试着避免冲突。

当你情况不好时，假装自己很好。

当找不到自身价值且不被他人所爱时，强迫自己以难受且持续的方式去取悦他人。

自信心低落，持续努力地向他人证明自己。

用食物来犒赏自己，因为你觉得自己不配得到奖励。

所有这些以及类似的症状，都是严重的危险指标，表示即将形成癌症或其他的疾病。

感冒和肿瘤，在生理学上并没有什么不同。两者都是身体在试图摆脱累积的毒物，唯一不同的是程度的强弱。服用药物试图避免感冒或上呼吸道感染，而没有给你的身体去消除累积毒物的机会，这对身体的细胞而言有着很强的阻碍效应，也会对你的自我价值产生抑制效应。它迫使身体把大量药物造成的细胞废弃物、酸性物质，以及可能的有毒化合物，保存在细胞周围的组织液（结缔组织）中。持续不断地耗尽身体的精力以净化细胞本身，细胞氧气和养分的供应会逐渐被切断，这样就改变了它们基本的代谢功能，最终影响了DNA分子本身。

细胞核内的DNA利用60亿个基因来驾驭和控制身体的每个部位及功能。没有养分的适当供应，DNA别无选择，只能改变基因程序，以保证细胞的生存。突变的细胞能在有毒废弃物的环境中生存，很快地它们会开始从周围细胞身上取得养分。为了让这些被剥夺了养分的细胞存活下来，它们就必须让自己的基因突变，这样就导致了癌细胞的扩散。

癌症的成长过程是厌氧的，意思是它们的成长和生存都无须用到氧气。

诺贝尔奖得主瓦伯格博士，是第一个展示正常细胞和癌细胞最主要区别的人。两者都从葡萄糖取得能量，但正常细胞利用氧气来与葡萄糖结合，而癌细胞则不需利用氧气就能分解葡萄糖，产出的能量则是正常细胞的十五分之一。很显然的，癌细胞选择这种相对而言没有效率的方式来获取能量，因为它们不再使用氧气。把氧气供应到细胞、到周围结缔组织（通常两者都有）的毛细血管，可能会被有害的废弃物和有毒物质严重阻塞，其中还包括食品添加物、化合物、过剩的蛋白质、分解后的细胞残骸。因此，它们无法完成运送足够的氧气和养分的任务。

因为氧气和养分供应被阻断了，癌细胞对糖会有永不满足的欲望。这也可解释为何持续渴望甜食的人有较高的患癌风险，或为什么癌症病人通常想吃大量的糖或甜食。

癌细胞分解葡萄糖所产生的主要废弃物是乳酸，这又可以解释为何癌症病人一般都属于酸性体质，相比较而言，健康人的身体则自然会是碱性的。

为了应付高乳酸带来的危险，找出另一个能量源，肝脏会把一些乳酸还原成葡萄糖。如此一来，肝脏利用每个正常细胞从葡萄糖分子中获得了五分之一的能量，但癌细胞却需利用3倍的能量。为了喂养癌细胞，身体甚至可能长出新的血管壁，以注入更多的糖来供给它们。这表明受损的癌细胞繁殖得愈多，正常细胞所获得的能量就愈少，并造成对糖的需求渴望。在一个有毒体内，氧气和能量浓度通常是很低的，这形成了一个最利于癌症扩散的环境。除非毒性和癌症的食物来源减少，氧气量大幅提高，否则无法代谢的废弃物会和癌症联合起来自立自强，癌症也就会更广泛地扩散。所以，死亡不是癌症造成的，而是因为身体组织的废弃物以及最后的酸性体质。

基因突变现在被公认为是癌症产生的主要原因，但事实上它只是"细胞饥饿"的一个影响，是身体孤注一掷且不成功的求生企图。类似的情况是当使用抗生素来对抗感染时，多数造成感染的细菌，会被抗生素攻击并杀死，但有一部分会活下来并重新组合它们的基因，用以对抗抗生素。

没有人真正想死，细菌也一样。

同样的自然定律对我们的身体也一样适用。癌症是身体求生的最后企图，而不是像多数人所认为的那样是为了走向死亡。基因若不稳定，那些住在一个有毒、无氧环境里的身体细胞就会窒息死亡。类似于被抗生素攻击的细菌，事实上很多细胞因有毒的食物而死亡，但有一部分会主动地，以不正常的方式改变以适应环境。这些细胞知道，一旦它们让身体存活的最后手段失败，它们最终也会死亡。

如果想要比现在更了解并成功地治疗癌症，我们就应该彻底改变我们目前对它所持的观点和态度。我们必须去了解，它存在于身体里的目的是什么，以及免疫系统为什么无法阻止它扩散。仅仅去说癌症是一种自体免疫疾病且会让身体死亡是远远不够的。这种"身体试图自杀"的见解，与实体生命的原则背道而驰。说癌症只是身体最后的求生企图，这样就显得有道理多了。

若能把所有废弃物从消化道中清除，把有害的沉积物从结缔组织、血液和淋巴管中清除掉，癌细胞就会别无选择地走向死亡，或是改变它们错误的基因编码。除非它们受损严重，否则它们必然能再度变成正常、健康的细胞。那些厌氧及严重受损的细胞，因为无法让自己适应干净、充满氧气的环境就会自然地死掉。通过完全清除肝脏及肾脏的结石和其他的毒物，身体的消化功能就会显著地改善，因而就会增加消化酶的产生。消化和代谢的酶拥有强大的抗肿瘤能力，当身体通过大扫除解除了阻塞的状况，并得到适当的养分供应时，这些强而有力的酶就能轻易地进入身体细胞中，长时间损伤的细胞或肿瘤细胞就能轻易并快速地被清除掉。

世界上有很多人用这种方式治疗自己的癌症。确实有很多人不知道，他们被诊断出的肿瘤在没有采取任何医疗手段的情况下就自然消失了，更多的人甚至还不会知道自己得过癌症，因为他们从来就没接受过这方面的诊断。

在一次的感冒痊愈过程中，连续一个星期咳嗽后咳出有臭味的痰，或者连续几天高热之后，很多人排出了大量的毒物，其中还伴有肿瘤组织。得州休斯敦的安德森癌症中心（M.D.Anderson Cancer Center）在对重症病人的研究中发现，可以通过让癌细胞感冒的方式来杀死它们，也就是给肿瘤注射感冒病毒。研究人员发现，患几次感冒出现相同的效果之前，可能会需要一些时间。因此，若不去干扰身体的自我修复机制，一个人就会经历癌症的自然消失过程。

03
前列腺癌及其具风险性的疗法

事实上，有足够的科学证据指出，如果不去管它，多数癌症会自动消失。1992 年瑞典的一项研究发现，在 223 名患有早期前列腺癌但未接受任何形式治疗的男性中，只有 19 人在诊断后的 10 年内死亡。在欧盟国家中，三分之一的男人有前列腺癌，但只有 1% 的人死了（且不全是因为癌症），所以去治疗前列腺癌是非常靠不住的。

这特别有意义，因为研究显示对病人的治疗并不能降低死亡率。相比较之下采用"保持观察等待"治疗方式的男性，其存活率比接受前列腺手术者还高。在进行经尿道内视镜刮除手术（Trans-Urethral Resection，TURP）时，医生会将一根 0.64 厘米的管子放入患者的阴茎中膀胱下方的位置，然后再用一个灼热的线圈烧灼前列腺。这肯定不是个安全的方法。研究中发现，在手术一年后，41% 的男性因为慢性漏尿的关系需要包尿布生活，88% 则有性功能障碍。

甚至连前列腺癌的筛检，也会造成严重的结果。一些研究显示，接受前列腺特异抗原（Prostate Specific Antigen，PSA）检测的男性，死亡数比未接受检查的还多。《英国医学期刊》（The British Medical Journal）以这个评语来衡量 PSA 的价值："现在唯一对 PSA 能确定的事，就是它会造成伤害。"PSA 检测为阳性，许多人需要接着做切片——这个程序可能会造成流血和感染。最新的研究显示，很多切片检查完全没有必要进行。事实上，它们还可能会危及生命。每年美国有 98000 人死于医疗测试错误造成的事故，其中也包括 PSA。

另一个 PSA 检测后出现的严重问题，是广为人知的"不可信赖"。2003 年纽约史隆·凯特琳纪念癌症医院研究人员发现，半数以上的 PSA 值高到被医生建议进行切片检查的男性，在之后的追踪检查中都发现PSA是正常的。事实上，西雅图佛瑞德·亨崔森癌症研究中心（Fred Hutchinson Cancer Research Center，FHCRC）的医生估计，PSA筛检可能造成超过40%的过度诊断率。情况更糟的是一个最新的研究发现，有15%的老人，其PSA值被认为完全正常，但却有前列腺癌，有些还已经是晚期了。

有一种鲜为人知的，但比PSA更准确的筛检——抗致恶性素抗体筛检。这种血液检查非常安全且不贵，比起其他的检测方法准确率要高出95%以上。当体内出现癌细胞时，抗致恶性素抗体会升高，比起其他临床测试方法，提前好几个月就能测出癌细胞。

如果男性们学会避免在体内累积毒物，前列腺癌也许就会变成所有癌症中最不具普遍性、最不具伤害性的癌症。积极治疗早期前列腺癌，现已成为一个具有争论性的议题。但对所有类型的癌症而言，都应该要去争论。无论癌症发展到哪个阶段，当我们使用简单的方法，比如清除器官的代谢物、维持平衡、吃解除拥塞的食物，以及经常接受日晒，就能让身体避开它的伤害。

04
远离脂肪食物（除了无盐奶油）

一项在1998年发表的哈佛研究成果指出，摄取大量脂肪食物的男性，会增加50%得前列腺癌的风险和将近一倍的转移性前列腺癌的风险。研究人员将高癌症风险归咎于钙的大量摄取。目前已知人体内含钙量太高会增加癌症的风险。另一个在 2001 年 10 月发表的哈佛研究显示，检视了 20885 位男性脂肪食品的摄取习惯，发现男性摄食脂肪产品最多者，其患前列腺癌的风险比摄食最少者高出 32%。

过度摄取钙质，可能会造成以下的并发症：

肾结石。

关节炎，关节及血管退化。

软组织钙化。

高血压、中风。

增加极低密度脂蛋白（VLDL）。

肠胃不适。

情绪不佳及忧郁症。

慢性疲劳。

矿物质缺乏，包括镁、锌、铁和磷。

干扰维生素 D 对癌症的预防效应。

05
关于前列腺肥大

治疗前列腺肥大的处方药，会促使睪丸酮转变成雌激素，这会大大地增加癌症风险，服用这些药物的男性甚至会出现乳房女性化的现象。同时也要小心类雌激素的食物，包括大豆制品及其他一些无论是男性和女性都被建议要吃的食物。其实要预防前列腺肥大有更好的办法。在《英国国际泌尿学期刊》（British Journal of Urology International）刊登的研究中，芝加哥大学的研究人员回顾了近 20 个测试 Permixon（一种棕榈的萃取物）试验，其结果完全是正面的，包括改善尿流量、减少尿急及疼痛、促进膀胱的排空、减小前列腺两年后的体积，以及明显增进生活质量。棕榈的萃取产品造成的正面结果类似药物，但与药物的使用相比较，它很少产生影响性功能的问题。Permixon 在欧洲制造，至今尚未在美国销售，但可以找到同样有效的补充品。寻找含有 β- 谷固醇（Beta-Sitosterol）的产品，像是 Healthy Choice Nutritionals 生产的前列腺保健食品"Prostate Care"，甚至比锯棕榈还有效。

一项中国的研究显示，每天喝 5 杯绿茶，可延缓前列腺癌的生长，这个研究成果刊登在 2003 年 10 月 7 日的《国际癌症期刊》上。更多最近的研究，包括日本公共卫生中心的前瞻性研究（Japan Public Health Center—based Prospective Study，2007）显示，常喝绿茶，男性可降低一半患前列腺癌的危险。新的研究显示，若每周喝 5 杯红茶，对减少男性前列腺肥大及前列腺癌也有很长久的效益。红茶也能预防前列腺癌。

一个名为"健康的前列腺及卵巢"（Healthy Prostate And Ovary）的产品，是中国及越南药草的混合物，传统上认为它对增进卵巢、前列腺、乳房和其他器官及组织的健康，具有积极的效果。它有助于解毒及产生能量，并加强身体的免疫反应机制。它包含了黄芪（根）、水泽（根）、西南文殊兰（叶）、苦瓜（果实）、木瓜（叶）和刺番荔枝（叶）的萃取物。常吃西南文殊兰叶的越南人，很少有生殖系统的病痛。

如果阴茎上出现了红点，可以用纯芦荟胶按摩，一天两次。很多前列腺的问题源于阴茎中滞留的尿液沉积及结晶体，用纯芦荟胶来清除就会消失。你会在数天之内发现皮肤过敏消失了。

06
为何大多数的癌症会自然消失？

每个毒性危机，从复杂的癌症到单纯的感冒，事实上都是治疗危机，当身体获得净化方法的支持时，就会恢复康复。但如果用抑制症状的手段来干扰，则会出现通常所说的"短命的"康复，且很容易会转化成慢性病。

不幸的是，癌症研究人员不敢也不愿意找出癌症的自然疗法，因为这不是他们研究的目的。如果他们真的碰巧发现了某个癌症的自然疗法，他们也不会将之公之于世。

耶鲁医科大学的肿瘤科教授帕巴克（Rose Papac）曾经指出，短期内不可能看到放弃治疗癌症会产生什么后果。他研究了许多癌症自然缓解的案例。"当看到这些疾病时，我们每个人都急切地想立即治疗它们。"帕巴克说。

因为恐惧而感到郁闷，以及在某些案例中偏执地想要找到快速解决这些令人畏惧的疾病的治疗方法，于是很多人没有给自己身体治疗的机会，而是选择去摧毁不需被摧毁的东西。这或许就是为什么现在癌症病人身上自然缓解现象如此少见的主要原因之一。

另一方面，这些年为数众多的研究人员都指出，各种不同的情况，例如伤寒、昏迷、围绝经期、肺炎、水痘甚至是出血，都能启动癌症的自然缓解机制。但官方却没有对这些症状缓解、癌症消失做出解释。这些情况看起来没有科学根据，无法解释缘由，所以不会被用于日后的研究。正因如此，在研究身体如何治疗自己的癌症上，科学界也几乎一无所知。这些"治疗奇迹"最常发生在某些形态的恶性肿瘤上，如肾脏癌、黑色素瘤（皮肤癌）、淋巴瘤（淋巴癌），以及神经母细胞瘤（一种会影响胎儿的神经细胞癌）。

大多数的身体器官都有排泄功能，当这些主要的排泄器官及系统不再负载过多毒物时，肝脏癌、肾脏癌、结肠癌、肺癌、淋巴癌和皮肤癌理所当然就会消失。此外，恶性肿瘤不会在一个防御及修补功能完整无缺的健康身体上形成，它们只会在一个促使它们生长的特定内部环境中生存。无论是通过什么方法净化这样的环境，都可以对治疗癌症产生不同寻常的结果。

例如肺炎或水痘等毒性危机，它们都能消除掉身体内很大数量的毒性，且帮助细胞再度自由地"呼吸"。发热、流汗、流血、排出黏液、腹泻、呕吐等，都是身体排毒的方法。用一个未受阻碍的方法分解清除毒物，免疫系统接受了一个自然且需要的帮助。一个以减少身体所有毒性为基础的全新免疫刺激，可以彻底地杀掉不再扮演身体求生角色的恶性肿瘤。不受欢迎的水痘、肺炎、发热或其他这类的症状，事实上是"上帝的礼物"（这是一个不科学的表达方式），它们可以拯救一个人的生命。拒绝接受这个礼物，会丢掉这个病人的性命。很多人的死亡是不必要的，因为他们被阻止去经历一个疾病的所有过程。疾病不是什么，它只是身体为了排泄阻滞的有毒物质的途径。在消除这些症状的同时，这些有毒物质的出口通道也受到阻碍，因而让身体窒息并停止它维生的功能。身体拥有自愈的天生特性和能力，医疗手段应被用以支持身体在这方面的努力，而不是去干扰它。现在的医疗模式是以抑制及介入为基础的，而不是帮助和支持。这个原则尤其被运用在如今的疫苗计划上，而很少考虑到其他的因素。

| 第五章 |

其他主要的癌症风险

因为是被设计出来的，所以所有的疫苗都会抑制身体的免疫功能。疫苗中含有毒性化学物质、金属、病毒，以及动物组织的 DNA 等，这些混合物会削弱身体的免疫系统。

习惯性地穿戴胸罩，会妨碍身体正常的淋巴系统工作，且大大增加我们得乳腺癌的概率。

如果能向后延缓女孩初经到来的时间，那么我们就能预防数以千计的乳腺癌病症发生。

每天至少要睡足 8 小时，并在晚上 10 点之前就上床睡觉。关闭你周围的所有人工照明装置。经常接受日晒，这是治疗和预防癌症最好的方法。

癌症通常发生在极度干燥的地方。脱水是一种状态，脱水的身体细胞无法接收足够的水分来进行基础代谢。

01
牛痘疫苗：定时炸弹？

通过非自然的免疫计划来抑制儿童疾病，会让儿童处于最终形成癌症的高风险中。牛痘、麻疹及其他自然的自我免疫过程（被误解为"儿童期疾病"），有助于儿童免疫系统形成对抗潜在致病因素的能力，不仅非常有效，且又不用经历严重的毒性危机。

单是在美国，每年就有 55 万以上的癌症患者死亡。但这个国家强制性免疫计划的正确性，却是极不可靠的。其制定的免疫力标准方法，未经证实且不科学，会破坏和抵销身体自身优异的免疫力。身体通过接触病原体，可获得自然的免疫力，偶尔出现的治疗危机会自然限制癌症产生的毒性。另一方面，疫苗则会抑制自然的免疫力，改以人工、仿冒的免疫力来代替。

因为是被设计出来的，所以所有的疫苗都会抑制免疫功能。

疫苗中含有毒性化学物质、金属、病毒，以及动物组织的 DNA
等，这些混合物会削弱免疫系统。很多疫苗都含有神经毒素和
致癌物。这些东西被注射入健康的身体：铝、硫柳汞（Thimersol）、
甲醛（Formaldehyde）、抗生素（Antibiotics）、新霉素（Neomycin）、
链霉素（Streptomycin）以及各种其他毒药，溶剂丙酮、甘油（可
能致死）、氢氧化钠（Sodium Hydroxide）、山梨糖醇（Sorbitol）、
改性水解明胶（Hydrolyzed Gelatin）、甲索氯铵（Benzethonium
Chloride）、甲基对苯甲酸（Methylparaben），以及其他可能会致
癌的化学物质。

疫苗尤其会降低多型核白细胞（Polymorphonuclear Neutrophil,
PMNs, 注❷）、淋巴细胞生存能力, 嗜中性粒细胞的高分叶数（Neutrophil
Hypersegmentation），以及白细胞数量——这全都是维持一个正常
健康免疫系统不可或缺的必要因素。

疫苗只是一种暂时性的不完全的免疫力，它只能对抗一个
或数个疾病或病毒，如果我们用它来对付通常是无害的儿童生
长期出现的疾病，会让儿童的免疫力降低，这种做法是疯狂的，
十分错误的。

疫苗也会夺走增进免疫力的重要营养元素，例如维生素 C、
维生素 A 和锌，这些都是建立和拥有强大免疫系统所必需的。
疫苗内同时也含有毒性，会影响孩子们免疫系统的健康发展，
让他们在今后的成长过程中容易患上多种疾病。

那么，到底有没有安全的疫苗呢？

"唯一安全的疫苗，就是从未被使用过的那个。"前美国国家卫生研究所（NIH）的负责人薛能（James Shannon）说。儿童是最脆弱的，因为他们的免疫系统无法对抗疫苗中的毒性。他们的母亲无法通过母乳把免疫力传送给他们（因为母亲们同样都接种了疫苗，再也无法产生抗体）。在接受白喉、百日咳、破伤风混合疫苗（DPT）注射之后，儿童的死亡率是不注射者的 8 倍。薛能了解此种情形，因此他说："在提供给孩子之前，没有疫苗能被证实是安全的。"

"我从未注射过感冒疫苗，而且以后也不想。"——布什，美国第 43 任总统。布什先生比我们了解得更多吗？

芝加哥大学医学中心（University of Chicago Medical Center）的研究人员说，在 20 世纪 50 年代及 80 年代接受过小儿麻痹症疫苗注射的美国人，可能会因为预防接种而患致命的脑癌。无论制造出来的疫苗是直接还是间接引发癌症，都不是重点，关键在于必须知悉传统疫苗注射计划会让身体无法释放出潜在的、救命的治疗能力。这些每年被注射在数以百万计儿童及成年人身上的各种疫苗，深深地影响了他们身体自疗的能力。疫苗含有大的蛋白质分子，会阻塞淋巴管及淋巴结，造成代谢废弃物，代谢和死亡的细胞会滞留在组织液中。同样地，也破坏了免疫细胞在淋巴液中循环的效率。

要了解疫苗会对人类的身体和健康产生何种影响，可以参考 Natural News 网站上作者的文章《监督疫苗计划》，以及《健康与回春之秘》第十三章《现代生活的八大危险迷思》。

02
穿胸罩阻碍淋巴排毒

除了上述信息，也有其他因素会影响淋巴液的流动和循环。习惯性地穿戴胸罩，会妨碍正常的淋巴系统，并大大增加得乳腺癌的机会。研究人员摩斯（David Moth）进行过一项实验，他测量了胸罩对底下淋巴管所施加的压力。他说："结果显示，即使是最轻的胸罩，仍可发现它在淋巴管上施加了过度的压力。"好几个其他研究同样证实了穿戴胸罩与患乳腺癌之间的关系。1991 年，《欧洲癌症期刊》（*European Journal of Cancer*）发表的一篇论文研究了胸部的大小及左手和右手的使用习惯，是否是患乳腺癌的潜在危险因素，文章指出，停经前没有穿过胸罩的妇女，比起穿过的妇女，患乳腺癌的风险会少一半。

另一个 2000 年的研究刊登在《国际时间生物学》（*Chronobiology International*，生物学和医学节奏研究的期刊）上。研究发现穿胸罩会减少褪黑素的产生，并增加身体的核心温度。褪黑素是强力的抗氧化物及激素，可促进良好的睡眠、对抗老化、提升免疫系统功能，以及延缓某些癌症的生长，包括乳腺癌。

对这个主题最详尽的研究，是由医学与人类学家——葛瑞斯玛吉夫妇（Sydney Ross Singer and Soma Grismaijer）所进行的。葛瑞斯玛吉夫妇发现，与西方文化融合的新西兰原住民——毛利人，患乳腺癌的概率与西方人一样高。有趣的是，生长在澳大利亚的土著人却从未患过乳腺癌。同样的现象也发生在西方化的日本、斐济，以及从西方文化中学会穿胸罩的妇女身上。一旦穿了胸罩，她们得乳腺癌的概率就随之升高了。

在 20 世纪 90 年代早期，葛瑞斯玛吉夫妇研究了美国 5 个城市共 4500 位妇女穿胸罩的习惯。他们发现，一天 24 小时穿着胸罩的妇女，有 3/4 会得乳腺癌；一天穿 12 小时以上，但睡觉时不穿的，有 1/7 得了乳腺癌，比起女性得乳腺癌概率正常标准的 1/8 稍高了一些。相对的，每天穿着胸罩少于 12 小时者，只有 1/152 有乳腺癌，而很少穿胸罩或不穿者，只有 1/168 得乳腺癌。换句话讲，一天 24 小时穿胸罩的妇女，得乳腺癌的概率是很少穿或不穿者的 125 倍。

有趣的是，选择不穿胸罩的妇女，其患乳腺癌的概率与男性相同。

03
性早熟与乳腺癌的关系

　　美国和其他现代化国家的女孩，在很小年纪就进入了青春期，而这也显示了她们患乳腺癌风险的增加。在 10 年前，典型的女性青春期生理性征——月经来潮、乳房发育，以及阴毛、腋毛的生长会在 13 岁或更大一点才出现；而在 20 世纪初期，差不多要在 16～17 岁时。现在，很多女孩在 8 岁时就开始出现上述性征了。在这点上，美籍非洲裔女孩特别有性早熟的倾向，甚至 5～6 岁就经历了性的过早发育。早熟让女孩接触更多雌激素，而激素又是患乳腺癌的主要风险因素。根据生态学家史坦葛萝柏（Sandra Steingraber）发表的数据，12 岁就来初经的女孩，比 16 岁才来初经者，患乳腺癌的风险会高出 50%。她说："如果我们能向后延缓女孩初经到来的时间，我们就能预防数以千计的乳腺癌病症发生。"

　　性早熟出现的潜在原因包括儿童肥胖、不运动的比例上升，长期饮用牛奶、婴儿大豆配方奶等。牛奶里含有牛的成长激素，牛肉里含有成长激素和抗生素，而未发酵的大豆制品，如豆浆和豆腐里则含有类雌激素。大豆的雌激素效应比避孕药多 4～5 倍（见后文大豆与癌症关系的描述）。其他因素还包括双酚 A（Bisphenol A）和邻苯二甲酸盐（Phthalates，这些物质可在许多塑料制品中发现，比如婴儿容器、水瓶和汽水罐的内层），其他人造化学物也会影响激素的平衡（可在化妆品、牙膏、洗发露和染发剂里发现），来自家庭和学校的压力，过多观看电视和使用媒体资源。

04
大豆：使人类致癌？

大豆能提供理想的蛋白质来源、降低胆固醇、避免癌症及心脏病、改善围绝经期症状，以及预防骨质疏松等。但当你阅读有关大豆正面宣传资料以外的东西时，你将会发现一些与其不尽相同的事实。尽管大豆有丰富的营养成分，但大豆制品对人体的生物性却毫无帮助。现在大豆成分被包含在数千种不同的食物内，在发达和发展中国家里造成疾病的大量增长。

事实上，生长在农田里的大豆，使用了大量有毒的、会致癌的杀虫剂及农药，很多是经由基因工程（注❷）改造的植物而来——愈来愈多的证据显示，大豆对健康危害甚大。只有很少的例外，例如味噌、天贝（Tempeh，印度尼西亚传统发酵食品，是素食蛋白质的来源），以及其他精心发酵的大豆制品。大豆并不适合人体食用。食用大豆、豆奶和一般豆腐，会增加患严重疾病的风险。此外，大豆是常见的食物过敏原。很多研究都表明，大豆会导致以下病症：

增加妇女患乳腺癌的风险，导致男性和女性的脑部损伤，以及婴儿的畸形。

造成甲状腺失调，尤其是妇女。

因为过多的高草酸与肾脏内的钙结合，促使肾结石形成。

削弱免疫系统。

造成严重的、潜在的、致命的食物过敏。

加速老年人脑部质量的流失。

大豆制品中包含的物质有：

植物雌激素（异黄酮）、金雀素黄酮（Genistein）和木质素黄酮（Daidzein），这些有类似雌激素作用并有时会阻碍雌激素合成。

植酸（Phytic Acid），它会减少身体对维生素和矿物质的吸收，包括钙、镁、铁、锌，因而造成矿物质的缺乏。

"抗营养"或酶抑制剂，它会抑制消化蛋白质和摄取氨基酸所需的酵素。

血细胞凝集素（Hemagglutinin），能造成红细胞结块，且限制携带及生成氧气的能力。

胰蛋白抑制剂（Trypsin Inhibitor），会造成胰脏肿大，并最终导致癌症发生。

植物雌激素是潜在的抗甲状腺因子，大豆中含量很多。单独以大豆配方喂养的婴儿，其血液中所含的雌激素分子，比单独以牛奶配方喂养的婴儿多 13000 ~ 22000 倍。这个雌激素含量约等于每天服用 5 粒避孕药。因为这个原因，女孩的性早熟（较早进入青春期）以及男性的发育不良，都被认为与食用大豆配方的食品有关。婴儿大豆配方奶和豆奶，也被认为与自身免疫系统——甲状腺的疾病有关，如今更被认为与死亡相关。

2007 年，有一对父母被指控谋杀罪，判以终身监禁，因为他们只给 6 周大的婴儿喂食豆奶和苹果汁，最终导致婴儿死亡。这个事件以及数个类似情形在住院治疗时发生并引起死亡后，大豆专家再度提出呼吁，应在所有豆奶制品上清楚贴上适当的警告标语。

只有像味噌、天贝和纳豆等大豆制品，能提供人体可以轻易吸收并利用的大豆营养。因为，为了保证大豆制品的营养健康，它们必须经过精心的发酵——根据日本传统的方法。通常，大豆必须至少经过两个夏天的发酵，最理想的是要 5 ~ 6 年，才能对人体产生帮助。

一个针对 700 位印度尼西亚老人的研究显示，适当发酵的大豆，例如天贝、味噌、纳豆和（非基因改造的）豆芽可帮助改善记忆，特别是对 68 岁以上的老人而言。研究同时也证实，大量摄取豆腐（至少每天一次），会让我们特别是 68 岁以上的人记忆力变差，这项研究刊登在 2008 年的《失智症及老年认知疾病》（*Dementia and Geriatric Cognitive Disorders*）期刊上。

尽管科学证据表明，未发酵的大豆会致癌，也会造成对DNA 和染色体的损害，但数十亿美元的大豆行业仍会将这个毫无价值的食物转变为普遍推广的大众"健康食品"。在一个书面的宣言中，《蛋白质科技》（*Protein Technologies*）的发言人说，大豆行业有"律师团队可以打败任何异议者，可以收买科学家提供证据，有电视媒体和报纸可以使医学院转向，甚至可以影响政府……"。

脂质专家和营养学家艾尼格博士（Mary Enig）解释了"大豆革命"背后的一个主要原因。她说："在美国，之所以没有那么多大豆，是因为他们（大豆行业）种植大豆是为了榨取大豆油，并使它成为一个非常大的行业。一旦在食物供应中有这么多的大豆油，势必会出现大量的大豆蛋白质残渣。既然这些蛋白质残渣无法用来喂养动物，就必须寻找其他的市场。"也就是说，广大的消费者不仅成了食品工业最有效率的"垃圾处理机"，同时也为医药行业带来不断增加的利润，因为他们必须处理许许多多因食用大豆而造成的疾病。这就像将氟铝工厂中危害极大的废物倒入自来水中，以"拯救"孩子们使其免于一口坏牙，因为用其他方式来处理这些氟，都将是一笔数额庞大的花费。

动物能在胃中将食物自然发酵然后吸收，因此也能分解大豆中含有的酶抑制剂，进而利用这些蛋白质。并非这个星球上所有的植物都是对人类有益的。事实上，动物出现在地球上的时间比人类要早得多，因此多数食物都是为了喂养及维持动物王国而设计的。近来大量添加在人类食物链中未经发酵的大豆，已对人类的健康造成了灾难性的后果。除非大众消费者了解到这些食品行业中骗人的把戏，政府机构采取相关措施来保护我们不受伤害，否则这种灾难会愈演愈烈。

05
为何薯条会致癌？

炸薯条以及其他油炸、烘焙或烧烤等富含碳水化合物的食物，都含有已被证实是致癌物的丙烯酰胺（Acrylamide）。根据一项刊登在《癌症流行病学、生物标志与预防》（*Cancer Epidemiology, Biomarkers&Prevention*）期刊上的最新研究，一天吃一份脆饼的妇女，患卵巢癌及子宫内膜癌的风险会增加一倍。

2002 年 4 月，瑞典科学家意外地在食物中发现了丙烯酰胺。他们发现，当薯片、薯条和面包等食物被加热到 120°C 时，就会出现大量此种化学物质。在这之前，丙烯酰胺被认为是一种工业的化学物质。在加热过程中产生出来的丙烯酰胺，明显与温度有关。过度烹煮及微波食物，也会产生大量的丙烯酰胺。沸腾和未加热的食物则不含有丙烯酰胺。

在这个新的研究中，研究人员检查了从荷兰收集来的，专门研究饮食和癌症（Netherlands Cohort Study on Diet and Cancer，NLCS）的相关资料，在62573位妇女之中，最多摄取丙烯酰胺者，每天是402毫克，患子宫内膜癌的概率高达29%，患卵巢癌的概率则高达78%。更令人惊讶的是，在这些摄取丙烯酰胺最多的妇女中，不抽烟者患子宫内膜癌的概率高达99%，患卵巢癌的概率则是高达122%。

2005年3月15日《美国医疗协会期刊》（*Journal of the American Medical Association*，*JAMA*）刊登了穆奇（Lorelei A.Mucci）教授所撰写的《瑞典妇女丙烯酰胺的摄取与乳腺癌风险》（*Acrgmide Intake and Breast Cancer Riskin Swedish Women*）。这个"妇女的生活方式与健康"研究的对象有43404位妇女。她们最大的丙烯酰胺来源为咖啡（占摄取量的54%）、炸土豆（占摄取量的12%），以及薄脆面包（占摄取量的9%）。

06
电灯与癌症

如同前面解释的，较低的褪黑素水平与癌症有很强的关系。根据得州大学细胞及结构生物学教授瑞特（Russell Reiter）的说法，褪黑素能保护基因不突变。"夜间的光线抑制了身体产生褪黑素，因此会增加癌症突变的风险。"

华盛顿大学流行病学系的系主任戴维斯（Scott Davis）陈述道："虽然夜间的光线和癌症表面上看起来属延伸关系，但其中却有根本的生理基础。"戴维斯和瑞特一直在研究夜间光线会如何影响女性激素的产生，从而进一步影响乳腺癌的风险。"我们已经找到了夜间光线及轮班工作与乳腺癌风险之间的关系。"戴维斯说，"这个研究指出，夜间工作干扰了褪黑素的分泌，导致女性的激素过度分泌。"

褪黑素大概从晚上9点30分开始分泌，大约在半夜1点达到最高峰。它也控制一种力量强大的基因，以确保细胞生命周期不会超出正常寿命。如果它们实际存活的时间比它们应该活的时间还久，那么就会癌变。

从以上信息可知，每天至少要睡足8小时，并在晚上10点之前就上床睡觉，关闭你周围的所有人工照明装置。除此之外，应在不戴太阳眼镜或擦防晒乳的前提下，经常接受日晒。这是治疗和预防癌症最好的方法。

07
城市中的空气污染与压力

2008年5月在NaturalNews网站上有篇报道，一个加拿大的研究显示，乳房中含有 25% 或更多致密组织（Dense Tissue）的妇女，得乳腺癌的概率是乳房含脂肪较多妇女的 5 倍。

这个研究也发现，有致密组织的妇女在乳房 X 光摄影中显示呈阴性者，一年内被检测出乳房肿瘤的概率是阳性者的 18 倍。

最近由英国伦敦葛瑞丝公主医院（Princess Grace Hospital）所做，并对北美放射科学会（Radiological Society of North America）发表的研究成果显示，在都市里生活及工作的妇女，患乳腺癌的风险比住在乡村的妇女高。为了解其中的原因，研究人员检查了 972 位 45 ～ 54 岁英国妇女的乳房组织。他们发现在都市中居住并工作的妇女，乳房含有 25% 致密组织的人是乡村妇女的两倍多。

研究人员假设城市居民这种状况较高的状况，是因为污染的空气中含有会干扰激素的毒物。他们也同时指出，压力也是一个重要的因素。

我还要补充一点，强制性的乳房 X 光摄影，也会伤害乳房致密结缔组织，从而导致妇女产生乳腺癌。

08
微波炉

你是否想过，微波对水、对食物、对身体会产生什么样的影响？俄国研究人员发现，所有微波食品都营养价值低、含有致癌因子，以及含有会损伤脑部的辐射。

根据这个研究，食用微波餐点也会造成记忆受损、分心、情绪不稳及智力衰退。俄国科学家在研究用微波炉烹调的食物营养价值时，发现其"重要的能量范围"显著地下降，超过90%的微波食物都是如此。

此外，食物中与降低压力、预防癌症及心脏病有关的维生素B、维生素C和维生素E，以及维持脑部及身体功能的必需微量元素，只需很短的时间就能被微波破坏殆尽。微波烹煮过的食物，其营养被削减得如同一张硬纸板。如果你不希望营养不良，最好让这个设备远离厨房。此外，所有的微波炉都不可避免地会辐射外泄。因此，放射线会累积在厨房用具中，而使它们变成辐射源。

利用微波烹煮食物，会导致淋巴疾病，让身体无法对抗癌症。研究发现，吃微波餐点者，其血液中癌细胞形成的概率大增。俄国的研究还指出，微波会增加胃肠癌的发生率、更多的消化及排泄问题，以及较高比例的细胞肿瘤，包括肉瘤。

20世纪30年代，德国人首度使用微波科技。在第二次世界大战之初，德国人发展了以微波为基础的雷达系统。在极度寒冷的冬天，士兵们集结在雷达屏幕周围借以取暖，但他们却在不知不觉中得了血癌，此后德国军队放弃使用雷达。但德国科

学家获知微波会加热人体的组织之后，他们想到这些微波应该
也能加热食物，所以他们发明了微波炉，目的在于能在对抗苏
联的战役中提供热食餐点给德国士兵。然而，吃了用微波炉加
热的食物的士兵，同样也得了血癌，就如同雷达的技术人员一样。

因为这个发现，微波炉在整个德国被禁止使用。

现今的微波比起 80 年前，会更安全吗？当然不会，它们是
同样的微波。微波会撕裂分子束，而那正是让食物有营养的物质。
微波炉发射出高频的微波，通过让水分子以每秒 10 亿次来回翻
转移动，使食物里的水分及周围的物质沸腾。这个巨大的摩擦
力让食物分子破裂，重新排列它们的化学构成，变成奇怪的新
结构，使人体认不出它是食物还是垃圾。食物的分子结构被破坏，
身体在不得已的情况下，只好把食物当成废弃物——不是有害
的废弃物，而是"细胞核的废弃物"。

食用微波破坏过的食物的不良反应：

高血压；

偏头痛；

头晕目眩；

胃痛；

焦虑；

脱发；

阑尾炎；

白内障；

生殖障碍；

肾上腺素衰竭；

心脏病；

记忆减退；

注意力不足；

偏执；

忧郁；

思维中断；

睡眠障碍；

脑部损伤。

食用微波破坏过的食物，可导致身体出现相当大的压力反应，因而会改变血液的化学性质。

举例来说，食用被微波震击的有机蔬菜，会让你的胆固醇飙高。根据瑞士科学家赫托（Hans U.Hertel）所说的："血中胆固醇的高低，较之压力的因素，更容易受食物中胆固醇的影响。"而在1976年苏联政府以一个非常好的理由禁用了微波炉：因为这些设备在美国90%的家庭每日例行烹调中扮演了一个杰出的角色。

在美国农业与资源经济局（Agricultural and Resource Economics，AREC）的法庭研究文献报道（Reporting for Forensic Research Document）中，柯普（William P.Kopp）说："微波食物的副产品对人体造成的影响，是长期且永久的。所有微波食物中的矿物质、维生素和营养都被减少且改变了。因此人体从中得到的营养物质非常少，甚至没有，或者人体吸收了这些被改变的分子，却无法分解它们。"

微波炉把健康的食物变成致命毒素，看看这些在美国以及其他大量使用微波炉来煮食的国家空前的癌症规模，或许我们该遵照苏联和德国的范例，停止使用微波炉，才是个比较明智的做法。

09
脱水

癌症通常发生在极度干燥的地方。很多人处于脱水状态，却没意识到脱水是一种状态，脱水的人体细胞无法接收足够的水分来进行基础代谢。

细胞脱水的原因有很多：

缺乏水分的摄取（每天少于 6 杯纯水）。

经常喝具有利尿效应的饮料，例如咖啡、含咖啡因的茶、碳酸饮料如汽水，以及酒精类饮料，包括啤酒和红酒。

经常食用刺激性食物或物质，例如肉、辣椒、巧克力、糖、烟草、人工甜味剂等。

压力。

大多数的药品。

过度运动。

过度饮食及体重过重。

每天花数小时看电视。

所有这些因素都会让血液变得浓稠，并迫使细胞放弃水分。细胞的水分是用来维持血液稀释度的，为了避免自我毁灭，细胞开始抓住水分，通过增加其细胞膜的浓稠度来达到目的。呈泥状的胆固醇开始把细胞包起来，以防止细胞水分的流失。虽然这个紧急措施可以保留水分，并暂时缓解危机，但也降低了细胞吸收水分和营养的能力。

一些没被吸收的水分和养分，就沉积在细胞周围的组织液中，造成身体的腿部、肾脏、脸部、眼睛、手臂和其他部位的水肿。这会导致相当程度的体重增加。同时，血浆和淋巴液开始变稠且形成阻塞。脱水也影响了胆汁的自然流动,形成肾结石。所有这些因素结合在一起，都会启动细胞突变的生存机制。

茶、咖啡、碳酸饮料和巧克力，都含有相同的神经毒性和刺激物——咖啡因。咖啡因进入血液时，会引起免疫系统的强烈反应，以中和并降低这种刺激。有毒的刺激物刺激了肾上腺素，且在一些范围内刺激身体的许多细胞，释放压力激素——肾上腺素和可的松（皮质醇）到血液中。这种能量突然间的激增，就是我们说的"战斗或逃跑反应"。如果持续地食用刺激性食物，身体的自然防御系统会因过度反应而失效。

压力激素会持续分泌，其具有高毒性，最后改变血液的化学结构，并对身体的免疫、内分泌和神经系统造成伤害，使身体的防御反应能力愈来愈弱，身体变得更容易被感染或产生其他的不舒服症状，包括细胞突变。

在喝下一杯咖啡之后，身体能量会突然提升，但这并不是咖啡因本身直接造成的，而是免疫系统试图摆脱它而产生的反应。但过度兴奋和压抑的免疫系统最终无法使"精力充沛"的肾上腺素和可的松（皮质醇）增长，以避免身体受酸性神经毒素——咖啡因的影响。在这个阶段，人们已"习惯"了这个刺激，例如咖啡因。他们倾向于增加摄取量，以感受它的刺激。我们最常听到的话："我好渴，真希望能有一杯咖啡。"这反映出他们已真正濒临危险。因为身体细胞必须不断放弃水分，以消除咖啡因。经常饮用咖啡、茶或汽水，会令身体细胞脱水。一个人喝一杯茶或咖啡，身体就必须用 2 ～ 3 杯的水去清除咖啡因，这对身体而言太过奢侈且无法负担。这同样也适用于软性饮料、药厂制造的药物、其他可能带来压力激素释放的物质、连续观看几个小时电视等活动，所有的这些刺激通常都会对胆汁、血液和消化液造成脱水反应。要治疗癌症，就要避免那些会产生不良后果的刺激物。

要预防脱水，应每天喝 6 ～ 8 杯水（经过过滤，但不要是冰的）。

10
远离癌症须避免的 22 种物质

加氯消毒的水

加氯消毒的水含有最强的致癌化学物质。应避免喝未经过滤的自来水、在加氯消毒的池子中游泳，或在没有安装氯过滤器的情形下淋浴（你从皮肤吸收的氯，比喝自来水吸收的还多）。

自来水中的氟

氟与氯一样是致癌物。氟会加大人体对铝的摄入，应使用可以过滤掉自来水中的氟的过滤器。

电磁辐射

电磁辐射干扰了身体的电磁场，且阻碍了细胞之间的基本沟通。应把所有电子设备或器材从房间中移走，包括电热毯和电子闹钟。把一个稍大的离子石（Ionized Stone）放置在屋内保险箱的里面、上面或下面，就能抵销许多电磁波的有害作用。

无线设备

见第四章说明。

杀虫剂和其他化学毒物

例如非有机食品、传统的居家清洁用品、美容产品、染发剂、洗发露、乳液和其他个人护理产品中常含有杀虫剂或其他化学毒物，会加重免疫系统的负担，特别是当身体的能量和资源需要用于治疗癌症时，免疫系统的作用就会受到抑制。

尤其要避免含有铝的化妆品、含铝的止汗剂、含铋的矿物蜜粉，目前已知使用它们会增加得阿尔茨海默病的概率高达300%！

染发剂

在所有接触染发剂的专业人员中，美发师得乳腺癌概率最高，这个事实促使研究人员去探求染发剂和癌症之间的关系。有很多不同的研究发现，每个月至少使用一次染发剂的妇女，患膀胱癌的概率是不用染发剂者的两倍。经常使用染发剂，且时间超过15年或更久的妇女，患膀胱癌的风险会提高到3倍。不管是持久性的、半持久性的或可冲洗掉的染发剂，其中所含有的化学物质会从人的头皮渗入血流中，当然肾脏会去过滤它们，然后把它们传送到泌尿系统的膀胱内，但它们在膀胱内会损害膀胱细胞，导致膀胱反复感染并产生细胞突变。

要想将染发剂对身体的伤害降到最低，就必须每天喝足够的水（6～8杯），以确保经常净化你的肾脏和肝脏（注❷）。选择挑染的方式，并用天然的植物指甲花（Henna）染剂，例如肯梦（Aveda）销售的产品。

砷、石棉和镍

这些物质会造成肺癌和其他癌症。或许你认为你不会食用含砷的食品，除非有人企图毒死你。也许你不相信，你在吃鸡肉的同时，事实上就同时在摄取大量的砷。从事家禽业者喜欢使用砷，因为它具有生长激素的作用。约翰·霍普金斯大学公共卫生学院（Johns Hopkins School of Public Health）的西伯格德教授（Dr.Ellen Silbergeld）批评家禽饲养业者使用砷的习惯："这个问题大家试图装作都没看见一样。"但接触无机物砷已被人们公认是糖尿病致病的主要原因，也被认为是造成目前世界癌症死亡率显著增加的原因之一。

如果你有前列腺癌，或不希望得前列腺癌，应避免吃鸡肉。

苯、甲醛

苯会造成血癌。甲醛会造成鼻癌和鼻咽癌。甲醛普遍使用在复杂的化学产品中，例如聚合物和树脂。树脂被使用在胶合板和地毯的黏合剂中。甲醛也被用在清洁用纸上，例如面纸、餐巾纸以及卫生纸。大多数绝缘材料、铸造产品以及油漆，都含有甲醛的衍生物。

环境、食物毒物

根据 2004 年环境工作小组（Environmental Working Group，EWG）所做的研究显示，许多婴儿一出生就带有毒物，因为他们母亲的体内有毒。新生儿的血液样本中平均可发现287种毒物，包括汞、阻燃剂、杀虫剂和铁氟龙。

铁氟龙

这种存在于锅具中的化学物质也是一种致癌物。不要在有铁氟龙的锅具中烹煮食物。请用玻璃、铸铁、碳钢、钛制以及搪瓷锅具。

PVC 浴帘

它们会散发出一种强烈的气味，造成肝脏、神经、生殖和呼吸系统的损伤。这个气味来自致命的化学物质，包括甲苯、乙苯、酚、申基异丁酮、二甲苯、乙酰苯和异丙酮，这些都被EPA列为危险的空气污染物。PVC 浴帘在美国各大超市及量贩店（注❷）都可以买得到。"在窗帘的检测中，发现有 108 种挥发性的有机分子释放到空气中，有些甚至可以维持将近一个月。"《纽约太阳报》的一篇文章这么指出。

为了安全，请将 PVC 浴帘换成布制窗帘或玻璃门。

人工甜味剂

人工甜味剂，例如阿斯巴甜和蔗糖素，一旦进入体内，就会分解成强大的致癌分子。

酒精

酒精会造成肝脏的胆管阻塞、抑制免疫系统、减少体内镁的含量（注❷⃝）。这些都是形成癌症的危险因素。2002 年《英国癌症期刊》（*British Journal of Cancer*）报道，在英国，4% 的乳腺癌——每年约有 44000 个例是因为喝酒所致。从 2008 年在圣地亚哥召开的美国癌症协会（American Association for Cancer Research）年度会议上发表的研究成果来看，即使只饮用少量的酒，也会明显地增加患乳腺癌，即雌激素受体和黄体激素受体阳性乳腺癌的风险。

这个研究追踪了围绝经期前的妇女平均长达 7 年的时间。每天饮用少于一杯酒的妇女，比从来不饮酒者，患乳腺癌的风险要高 7%；每天饮 1 ～ 2 杯者，要高 32%；饮 3 杯或 3 杯以上者，要高 51%。这些风险大多数存在于 70% 被分类为雌激素受体和黄体激素受体阳性肿瘤的患者身上。该研究未显示妇女喝啤酒、红酒或烈酒，其风险有任何差别。

牛奶中的生长激素

伊利诺斯大学公共卫生学院（University of Illinois School of Public Health）的科学家艾普斯坦（Samuel Epstein，MD）指出，基因重组的牛会分泌含激素（RBGH）的牛奶，"有更强大的自然生长因子（IGF-1），超越了先前已被归罪是乳腺癌、结肠癌和前列腺癌的主要成因"。

复合维生素

人造维生素（非甲基化、便宜的垃圾维生素），会剥夺身体的能量，事实上当你服用某些维生素药片时，反而会造成这些维生素在身体内的缺乏。而天然维生素存在于水果和蔬菜中，以它们独有的方式"贡献"能量给人体细胞。

复合维生素药片里，包含高达90%的填充料。这些药片的吸收率通常低于5%。服用过多维生素补充品，也会大大地妨碍消化系统、肝脏和肾脏功能的正常发挥。此外，要生产出包含各种维生素，以及保持身体中维生素均衡的维生素产品，几乎是不可能的。因为每个人对维生素的需求都具有独特性，且随时在改变，因此没有任何产品能永远符合这个需求。

让身体自行决定该从食物中吸收多少维生素，是摄取它们唯一真正安全的方法。

从摄取的食物中获得你需要的维生素，永远都是最好的。维生素具有天然的毒性、酸性和反应性，而水果和蔬菜含有天然的中和因子，可让这些食物中的维生素不会伤害身体。即使是高质量的甲基化维生素（使用维生素的辅酶）也被夺去了这些因子，令身体进入一个不均衡的状态，例如过敏，以及丧失既有的维生素而造成维生素的缺乏（注❷❾）。

烧烤的红肉、禽肉或鱼肉

2008 年 4 月，美国癌症研究协会敦促人们重新思考烤肉这项消遣。在分析了 7000 个案例之后得出这样的结论：烤任何肉，不管是红肉还是白肉，是鱼肉或其他肉类，都会产生潜在的致癌化学物质。显然，烤肉时的高温，会与红肉、禽肉和鱼肉的蛋白质发生反应，产生与癌症有关联的杂环状胺化合物（Heterocyclic Amines）。另一种形式的致癌物可能是多环芳香烃化合物（Polycyclic Aromatic Hydrocarbons），可能是在肉汁滴下且碰到热源时产生的，并随着烟雾上升附着在肉上。

该协会特别强调加工肉品，例如热狗、香肠、培根、火腿、烟熏牛肉、意大利蒜味香肠，以及所有盐腌、烟熏或腌渍的肉，用来保质的化学物质会增加致癌物质的生成，不管用什么烹调方式都如此。该协会的报告指出，目前"无法找到任何加工肉品是安全的、可食用的"。

大量摄取果糖和蔗糖

夏威夷大学（University of Hawaii）和南加州大学（University of Southern California）的研究人员指出，食用糖会增加得胰腺癌的风险。果糖在水果中形成，而蔗糖通常由甘蔗和甜菜萃取而来。研究人员分析了 162150 位参与"夏威夷 - 洛杉矶多民族追踪研究"（Hawaii-LosAngeles Multiethnic Cohort Study）人群的饮食数据，从中找到高血糖负荷的饮食会增加胰腺癌风险的证据。摄食果糖最多者比摄食最少者，有更高患胰腺癌的风险。喝较多果汁的参与者，也有较高患胰腺癌的风险。同时，在肥胖和体重过重的患者中，摄取蔗糖较多者，也与患胰腺癌有较大的关系。

抽烟

吸烟影响了血液细胞携带氧气到身体各部位去的能力，并使细胞发炎，这样就增大了所有种类癌症的发生率。此外，抽烟和吸二手烟造成镉中毒，也是形成癌症的主要因素。

防晒用品

当防晒用品和太阳眼镜进入大众的生活时，所有种类的癌症都剧增了（详见第二章）。

日夜轮班的工作

世界卫生组织的国际癌症研究署（IARC）基于对既有研究所做的分析，把日夜轮班的工作增列为可能的致癌原因之一。IARC 回顾了对夜间工作者（主要为护士和航空业人员）的研究，发现夜间工作者比日间工作者容易得癌症。"已有足够的案例证明，通宵工作者患癌症的概率较高。"IARC 致癌因子分类小组的总监科利安诺（Vincent Cogliano）如此说。

同样的，夜间工作的女性几年后会有较高的患乳腺癌的风险，而男性则在前列腺癌方面具有同样的反应。

输血

如果你选择癌症手术，并接受输血，这很可能增加你患心脏病和死亡的风险。新的研究显示，输血会增加并发症的风险，并降低存活率。几乎在捐血的同时，血液就丧失了它运送氧气到病人身体细胞的能力。因而血液被储存得愈久，心脏病发作、心脏衰竭和死亡的风险就愈高。

红细胞中的一氧化氮，对氧气运送到组织中非常重要。如果血液存放超过两周，它的一氧化氮浓度会降低到可能危及病人性命的程度。而现行的做法是让输血的血液存放达 6 周。

上述的危险可通过增加血液中的一氧化氮来降低，但少有医院会这么做。

在《新英格兰医学期刊》的一个研究报告显示，输入存放时间较长血液的病人，院内死亡率较高；而输入较新血液的病人，死亡率明显降低。在另一个研究中，布里斯托大学（University of Bristol）的研究人员发现，被输以红细胞者，因为缺乏氧气输送到主要器官，而产生心脏病或中风等并发症的概率高达 3 倍。而 2004 年杜克大学（Duke University）一个较早期的研究发现，因失血或贫血而接受输血的病人，与那些没有接受输血的人比较，在住院期间前 30 天内死亡的概率是后者的两倍，在 30 天内心脏病发作的概率也在 3 倍以上。

注意：有一种输血的选择，是风险较低的，例如自体输血（Auto-transfusion）以及血液稀释法（Hemodilution）。

游离辐射

接触辐射之后会增加某些癌症的风险。用来治疗痤疮及腺样体肥大（Adenoids Enlargement）等疾病的 X 光会增加血癌和淋巴瘤的风险。医生不会告诉你这些，但 X 光会累积在体内，每照一次 X 光就增大一点风险，无论 X 光是照在牙齿、胆囊、脊椎、肺部或骨头等任何部位。

2006 年，在美国就进行了超过 620 万次的计算机断层扫描诊断，大大地增加美国居民平均的个人辐射剂量。一次计算机断层扫描的辐射量，比传统 X 光大了 50 ～ 100 倍。根据《新英格兰医学期刊》的报道，近 25 年来计算机断层扫描使用率的急遽增加，让每年有数百万病人暴露在非必要的危险辐射之中，增加了他们患癌症的风险。

任何的磁共振或乳房 X 光都是有害的。其他的研究显示，儿童暴露在 X 光中，会像成人一样引发乳腺癌。用来加热食物的微波炉也一样会造成伤害以及引发血癌，同时也会造成脑部及身体其他部位的肿瘤。

乳房 X 光检查

每一次使用 X 光都会增加细胞不正常生长的风险。一次标准的乳房 X 光检查，会造成接近 1 镭（Rad，辐射吸收剂量）的接触，大约比胸部 X 光大 1000 倍。

美国国家癌症研究院指出，35 岁以下的女性，每 75 例乳腺癌案例中，就有 15 例确认是因乳房被 X 光检查所致。

一个加拿大的研究发现，每年接受乳房 X 光检查的妇女，乳腺癌的死亡率会增加 52%。

美国国家癌症研究院免疫学和药理学的前临床教师赛门博士（Dr.Charles B.Simone）说："乳房 X 光检查会增加得乳腺癌的风险，同时也提高了肿瘤扩散或转移的风险。"

美国内科医生学院（American College of Physicians，ACP）的专家讨论小组发现，女性在她们 40 ～ 49 岁间所做的乳房 X 光筛检的数据无法明确地显示其降低乳腺癌死亡率的有效性，其数值为 15% 或"几乎是零"。

丹麦的北欧科克伦中心（Nordic Cochrane Centre）研究发现，接受乳房 X 光检查时间超过 10 年的 2000 位女性中，只有 1 位的生命有延长，另有 10 位必须忍受不必要的且有潜在伤害性的治疗。这个研究调查了美国、加拿大、苏格兰和瑞典等地 50 万名妇女的 7 项乳腺癌筛检计划所带来的利益及负面效应。

世界最顶尖的癌症专家之一、癌症预防联盟（Cancer Prevention Coalition）的艾普斯坦博士（Dr.Samuel Epstein）说："乳房 X 光拍摄增加了围绝经期前妇女显著且渐进的乳腺癌风险，围绝经期前妇女的乳房对辐射是非常敏感的，每 1 镭会增加大约 1% 的乳腺癌风险，如果累计 10 年的筛检，风险就会增加到 10%。"

在乳房 X 光拍摄时施加在乳房上的强力挤压，会助长体内已有癌细胞的扩散。因此，医学院教师教授学生在触摸女性乳房时永远要非常小心。

研究已证实一种被称为 AC 的致癌基因，即使对非常微量的辐射也会极端敏感。在美国，有很大比例的女性有这种基因，而那会增加她们因乳房 X 光拍摄而诱发癌症的风险。估计每年约有 10000 个带有 AC 基因的人，因乳房 X 光拍摄而死于乳腺癌。

自从乳房 X 光拍摄被导入之后，一种称为乳腺管内原位癌（DCIS）的乳腺癌发生率已增加了 328%。

每年有数千位女性在收到错误的乳房 X 光拍摄呈阳性结果之后，接受了不必要的乳房切除、放射或化学治疗。

1995 年 7 月，《柳叶刀》有篇关于乳房 X 光拍摄的文章，它说："利益是有限的，造成的伤害是无限的，而花费的成本更是无度的……"

科克伦图书馆（Cochrane Library）和 PubMed（一个免费的搜索引擎，提供生物医学方面的论文搜寻及摘要）在 2007 年 10 月所刊登的文章显示，自我乳房检查对乳腺癌死亡率也没有任何益处。来自俄国和中国上海的两个大型人群基础研究（388535 位女性）显示，比较了自我乳房检查的情形，发现缜密执行自我检查者与从不做自我检查者，其患乳腺癌而死亡的比例是相同的。在切片组织中，筛检组的良性结果（3406）比起对照组（1856），几乎是两倍之多。

自伊利诺斯大学公共卫生学院环境及职业医学系荣誉退休的教授艾普斯坦，从 1992 年就开始对乳房 X 光拍摄的危险提出警告。艾普斯坦对官方乳房 X 光拍摄的指导原则做了评论："这是有意识、有选择、有政策性的自私行动。为了一小群人的权力、名望和财务收入，造成数百万女性的折磨和死亡。他们符合反人类罪的罪行了。"

专家们现在不再建议遵循严格的例行检查，而是让女性知道什么是正常的，去感受乳房的任何改变征兆。她们必须寻找乳房或腋下新的肿块或硬块，观察乳房和乳头的大小、颜色、形状、对称性等不寻常的改变，例如乳房肿胀或增厚等。

11
有最好的另类筛检方法吗？

是的，有远比乳房 X 光检查更有效率，且没有副作用又便宜的筛检方法——红外线热影像系统（Digital Infrared Thermal Imaging，DITI）。DITI 侦测人体热辐射之红外线信号，并将该信号转换成解剖上的影像。如果乳房有任何不正常的成长，它就会在热影像中显现出明显的"热点"。

虽然这种诊断工具已被杜克大学接受，但它仍不是主流科技。"……人们忽视在乳房 X 光检查之外，还有安全且有效的选择，尤其是红外线扫描的转化影像。"艾普斯坦这么指出。

感谢私人研究中心北卡罗来纳科技机构（North Carolina Institute of Technology，NCIT）的研究，他们完成的热影像，能比乳房 X 光检查早 10 年发现发展中的乳腺癌。

评语：我个人从不赞同用任何筛检方法诊断癌症，理由我在本书中都已阐述了。当你事实上并没有乳腺癌，却只是因为恐惧和猜测，而把全部身心放在疾病上时，通常就足以在身体内引发疾病。此外，医生和你的爱人可能会对你施加压力，要你接受"适当的治疗"，让你感到别无选择而必须照着去做。当身体不舒服时所感受到的禁锢和关心，是不会有益于治疗的。

如同本书要表达的中心思想，把焦点放在造成身体阻塞的根本原因上，比在乳房不正常改变以及淋巴遭到阻塞而产生的症状时去治疗，获得的好处大得多。

| 第六章 |

自我疗愈须知

要治疗癌症，你首先要坚信你的身体没有任何理由去做伤害你的事，因此，你不需要害怕癌症。

事实上，癌症的自然缓解，即使在疾病的最后阶段仍然可能发生。

至少有13种恶性肿瘤是因为缺乏阳光而引起的，多数是生殖和消化系统方面的癌症。最显著的反比关系直接表现在乳腺癌、结肠癌和卵巢癌，其次是胆囊、子宫、食道、直肠和胃部的肿瘤。

01

谁治好癌症

没有得癌症的和那些从癌症中完全治愈的人，可以为我们揭开治疗癌症的秘密。

安43岁时被诊断出得了无法治疗的淋巴瘤，医生说她的生命只剩下很短的时间了。医生强烈建议她接受放射治疗及化学治疗，那是两种最常用的抗癌治疗方法。安知道治疗不但会增加引发第二种癌症的风险，同时也会带来严重的副作用。她拒绝接受医生提议的治疗，争辩说既然她的癌症已经无法治愈了，为何还要治疗它？为何还要去承受因大量副作用而产生的折磨？

有这样一个无法治疗的疾病，意味着自己不久将走向死亡，安接受了这个事实，并从容地去寻找另一个让病症"转变"更轻易的方法。与其被动地接受命运，不如把注意力放在美好的感觉上。于是她决定开始改善自己的健康状况。她试了各种治疗方法，从针灸、净化器官到草药、冥想，所有这些方法都向她身体的细胞发送了"关心"的确切信号。安的癌症在数个月之后就消失了。一年之内，所有癌症的明显征兆都不见了，这令她的肿瘤科医生非常惊讶。20 年之后，安的身体不仅没有出现任何癌症症状，而且焕发出前所未有的健康和活力。

琳达 38 岁时就被诊断出患有恶性黑色素瘤（最具侵略性的皮肤癌）。在经历多次手术失败之后，她被告知癌症已进展到了"晚期"，大约只剩一年的时间了。琳达同样拒绝了化学治疗和放射治疗，把自己的注意力放在更积极的方法上，包括瑜伽、祷告、素食、净化器官、冥想以及每日的观想。结果是，从宣告死亡之日到现在已经过了 22 年，她依然非常健康，在她身上甚至找不出一点皮肤过敏的迹象。

安和琳达都改变了她们的整个人生态度，从一个受到无法控制的侵略性疾病折磨的受害者，变为创造健康身心的主动参与者。她们的第一步是担负起对自己的责任，把注意力从癌症直接转移到创造健康上来。

把这类缓解行为称为治疗奇迹是不恰当的。现在，各种各样的癌症以及各种疾病，从小病痛到疣甚至是艾滋病（AIDS），都因有令人振奋的发现提出了足够的证据，以证明疾病的自然缓解是可能的。事实上，癌症的自然缓解，即使在疾病的最后阶段仍可能发生。这个事实显示，只要解决导致这些疾病形成的原因，免疫系统不仅有潜力去快速有效地清除体内既有的肿瘤细胞，还能预防新的肿瘤形成。从必须去攻击并杀死癌细胞，到转变成让它们安静下来，并降低因能量耗竭而对生命产生的影响，同时还能够刺激免疫细胞，让它不要去处理症状（癌化肿瘤）。

消除了根本的原因，癌症就会像简单的感冒一样。

像安和琳达这样的，不应该仅仅是些个案，她们这种情况完全可以变得更加普遍。所谓的自然缓解，很少是自然发生或没有明显原因的。对于造成癌症的原因，例如情绪和身体的障碍，可以通过化解危机以及净化心智和心灵来克服。主动参与治疗并对自己负责（对自己表达爱）的人，必然能治愈所有主要的疾病，包括癌症。

如果你有癌症，绝不代表你就毫无希望。

当塞浦路斯商人乔治带着他的肾脏癌来找我时，他正处在其人生最虚弱的境况中。尽管诊断结果说他已经毫无希望，但他仍在拼搏。只要有一口气在，就有康复的机会。最后，乔治不但康复了，还开始了他全新的人生，有了更多的感受、爱和欢乐。

当释放了长久以来对生与死的恐惧，癌症就能拥有极大的潜力，在一个人的生命中创造更深层的意义和目的。它能把对生命的悲观看法转变成乐观看法，让面对癌症的人去接受它背后正面的原因，去接受所有其他发生在生命中的事情。

这种内在的转变，不再让人认为自己是个在肿瘤科医生和外科医生的悲悯下毫无希望的受害者。治愈癌症或其他类似威胁生命的疾病，是一个人在生命中所能达到的最伟大、最有意义的目标之一。

02
可降低毒素、抑制癌症的植物

20世纪90年代，我在欧洲行医期间，检查了许多癌症病人，发现他们不管得了哪种癌症，在他们的肝脏和胆囊中都累积了大量的胆结石。通过一系列的肝脏净化法，把他们肝脏或胆囊中所有的石头全部清除了。在每次肝脏冲洗后，净化结肠和肾脏，就能创造出几乎能让每一种癌症都进入自然缓解状态的先决条件，这种方法也适用于被认为是晚期的癌症。

如果追求健康者继续维持健康的饮食及生活方式，这个治疗效果就会是永久的。充分的证据显示，大量的蔬菜和水果具有治疗及防治癌症的效果。由英国食物研究机构（Britain's Institute of Food Research）进行的研究表明，芸薹属蔬菜（Brassica

Vegetable），例如甘蓝菜、羽衣甘蓝、球花甘蓝、球芽甘蓝含有抗癌成分，会促进或刺激癌细胞自杀。这些蔬菜对组织系统和血液具有强大的净化功能，经常食用它们会大大地降低所有的毒物含量，抑制癌细胞在体内的生长。

除了这些食物之外，非常多的草药和植物都拥有强大的净化和抗癌特性。超过 250 万种植物经过测试，其中大约有 3000 种被证实具有抗癌特性。它们达到的效果各有不同，有些会遏止癌细胞赖以为生的发酵程序（例如利用乳酸来产生细胞能量）；有些对癌细胞有直接的毒杀作用；有些会限制癌细胞分裂，同时让健康细胞正常地繁殖；还有一些有利于 pH 值（酸碱平衡水平）降低或预防癌细胞在身体其他部位生长的风险。几乎所有植物都有上述的效果。

以下列出一部分有上述抗癌特性的植物：

巴西蘑菇（Agaricus blasai mushroom）

芦荟（Aloe vera）

黄芪（Astragalus）

罗勒（Basil）

北美升麻（Black cohosh）（乳腺癌）（请见下文"范例二：北美升麻"）

黑胡桃蒂（Black walnut hull）

牛蒡根（Burdock root）

猫爪藤（Cat's claw）

豆蔻（Cardamon）

小槲树（Chaparral）

椰子油（Coconut oil）

太阳菇（Cogumelo do Sol，Mushrooms of the Sun）

黑种草油（黑色小茴香）(Cumin，black；Nigella sativa）（注❸0）

莳萝（Dill）

鞣花酸（Ellagic acid）

护士茶草药（Essiac herbs）

茴香（Fennel）

姜（Ginger）（请见下文"范例一：姜"）

混合8种印度草药制成的治癌药物（阿育吠陀草药）(Herbal cancer treatment carctol；Ayurvedic herbs）

人参（Ginseng）（注❸1）

枸杞子汁（Goji juice）

葡萄籽（Grape seed）

番荔枝（Graviola）（请见下文《番荔枝：比化学药物更有效》）

绿茶（Green tea）（注❸2）

灵芝（Lingzhi mushroom）（注❸3）

甘草（粉）［Licorice root（powder）］（注❸4）

马郁兰（Marjoram）

牛至（也可以用牛至油）(Oregano；Oregano oil）

荷兰芹（Parsley）

保哥果（Paudcro）

红花首蓿（Red clover）

迷迭香（Rosemary）

鼠尾草（Sage）

北五味子（Schizandra berry）

冬菇 / 椎茸或舞菇（Shiitake or maitake mushroom）

姜黄（Tumeric）

范例一：姜

姜可以自然限制COX-2——一种导致发炎和疼痛的酶。（《食物化学毒物学》，2002）

姜的活性成分姜辣素（Gingerol）会限制癌细胞的扩散。（《癌症研究》，2001）

姜辣素阻碍了发炎，能稀释血液，有类似阿司匹林的效果，但却不会有阿司匹林的不良反应。（《药学》，2005）

姜汁有缓解恶心的效果，比化疗期间最常用的止吐处方用药——奥丹亚龙（Ondansetron）效果更好。（《临床化学学报》，2005）

在动物实验中，姜可抑制结肠肿瘤的生长。

姜根的萃取物（姜辣素）限制了消化道中幽门螺旋杆菌（Helicobacter pylori）的成长，这种细菌与胃癌有关。（《抗癌研究》，2003）

范例二：北美升麻

一个刊登在《植物药》（*Phytomedicine*）期刊上的法国研究显示，北美升麻的萃取物能预防及终止癌细胞的成长。这项研究是由美国国家卫生局以及苏珊·G.考曼乳腺癌基金会（Susan G.Komen Breast Cancer Foundation）所赞助的。北美升麻在治疗妇科疾病、肾脏疾病、喉咙痛，以及缓解围绝经期症状方面，有非常好的效果。

禁忌：当你在使用"小红莓"（Doxorubicin）或"欧洲紫杉醇"（Docetaxel）任何一种化疗药，以及怀孕期间，请不要使用北美升麻。

可以帮助治疗癌症的草药和食物，对净化血液和组织系统有很强大的功效，会增加细胞的氧化作用，这是清除癌症的必要条件。

在这个思想指导下，瓦伯格博士关于癌细胞对糖的渴望的观点非常有用，癌细胞缺乏糖分就无法快速繁殖。如果你有癌症，重要的是立即停止吃精制、加工过的糖。精制的糖在被消化时，不含任何身体吸收时必需的营养。吃了这些糖会使身体流失掉储存的营养和能量（如果还有的话），最后只剩下一点点供身体的其他功能使用。癌症从未杀死过人，器官组织的废弃物才会杀死人。癌症和废弃物是携手并进的。经常摄食糖分会滋养你的癌细胞，却饿死了你的健康细胞。

天然的甜味剂，例如甜菊（Stevia）和木糖醇（Xylitol），不会剥夺身体的营养和能量的来源。甜菊没有热量，所以它不会提供营养给癌细胞。木糖醇有热量（比糖低了40%），但它会缓慢地释放到血液中，提供非常低的升糖指数（Glycemic Index）。适度摄取木糖醇不会造成问题。但精制的碳水化合物，例如意大利面、白面包、馅饼及蛋糕，就会快速地分解成葡萄糖，形成像精制糖一样的效应。

注意：在全谷物及白印度香米（Washed White Basmati Rice）中发现的复合碳水化合物是好的，但应避免多数其他形式的精制白米，因为它们的营养价值都被损耗殆尽了。

显然富含糖的食物和饮料，比如巧克力、冰激凌和汽水，都应避免摄取。希望癌症能得以痊愈的人，也应该将那些会造成淋巴阻塞的脂肪食物，比如牛奶、酸奶和奶酪，从菜单中剔除掉。

除了饮食和草药，下列方法对预防癌症也是非常有用的：

按摩；

艺术治疗；

音乐；

舞蹈；

瑜伽；

在自然光线下进行运动，经常晒太阳，不要使用防晒产品；

催眠；

生物回馈。

03
阳光：自然的癌症疗法

根据 2002 年 3 月刊登在著名的《癌症期刊》（*Cancer Journal*）上的研究成果，未能有效地接触紫外线（UVB），可能是西欧和北美地区人们癌症形成的主要原因。这个研究涉及了北美的癌症死亡率，与官方机构对阳光的建议相悖离。研究还显示，新英格兰地区出现的生殖和消化系统的癌症死亡率大约是美国西南部的两倍，尽管这两个区域的饮食差异并不大。

一个对 506 个地区所做的检测发现，癌症死亡率和紫外线光线量有着密切的反比关系。科学家提出，这是人体对阳光的保护性效应，当暴露在紫外光 B 射线下，维生素 D 就会由身体合成。根据此研究作者格兰特博士（Dr.William Grant）的说法，美国北部在冬季的月份因为光线很暗，使得人体维生素 D 的合成完全停止了。

研究不只针对白种美国人，研究人员发现，因地理位置不同所接收的紫外线也不同，这也影响黑皮肤或棕皮肤的美国人，他们的整体癌症率显著较高。如同之前解释的，肤色较暗者需要更多阳光以合成维生素 D。

研究显示至少 13 种恶性肿瘤是因为缺乏阳光引起的，多数是生殖和消化系统方面的癌症。最显著的表现在乳腺癌、结肠癌和卵巢癌，其次是胆囊、子宫、食道、直肠和胃部的肿瘤。

为了获得阳光对癌症的治疗效果，你一周至少需要有 3 次待在户外，每次最少 15 ～ 20 分钟。避免使用防晒产品和太阳眼镜，否则你将无法得到阳光的治疗（详见第二章）。

04

8 ～ 9 小时的睡眠，让免疫系统充分充电

研究显示人体需要 8 ～ 9 小时完全处在黑暗中的睡眠，免疫系统才能充分充电。一个虚弱的免疫系统是无法让身体进行内部清理的，其导致的阻塞就会威胁细胞生命。

日夜的转变会调节我们自然的睡眠周期以及必要的生化过程。日间光线的开始，启动了强力激素（糖皮质素）的释放，其中最主要的两个是可的松和皮质酮，它们的分泌有着明显的周期变化。这些激素调节着身体一些最重要的功能，包括新陈代谢、血糖水平以及免疫反应。分泌的高峰出现在每天早晨 4 ～ 8 点之间，然后逐步递减；低峰出现在午夜 12 点到凌晨 3 点之间。

通过改变你每天的睡眠时间，考的松的尖峰周期也会随着改变。举例来说，如果你总是在午夜过后而非在晚上 10 点之前就寝，或在早晨 8 点或 9 点而非在 6 点左右才起床，你将迫使激素分泌的时间改变（持续性的时差），导致身体的混乱。废弃物一般都是夜间在直肠和膀胱中累积，然后在上午 6 ～ 8 点排出的。睡眠周期改变了，身体别无选择，只好继续保留它们在体内，甚至还可能会吸收它们其中的一部分。当你干扰了自然的睡眠周期，身体的生物节奏与大自然黑暗与光明的全天节律不同步，就会导致非常多的疾病出现，包括慢性肝病、呼吸疾病，心脏出现问题以及患上癌症。

松果体是最强大的激素分泌器官之一，产生神经传导素的褪黑素。褪黑素的分泌开始于晚上 9：30—10：30（视年龄而定），包括睡眠时间。它在凌晨 1 点至 2 点达到巅峰，在正午时降到最低。松果体掌控生殖、睡眠和运动神经活动、血压、免疫系统、下垂体和甲状腺、细胞生长、身体温度，以及许多其他的重要功能。所有这些都有赖于一个平衡的褪黑素分泌周期。太晚睡（晚上 10 点之后）或在夜间工作，你会让它及很多其他激素的周期失去平衡。

正在进行的对护士的研究显示，轮班工作的护士得癌症的概率比不轮班的护士多了 5%，但其血液中褪黑素水平却相当低下，而高浓度的褪黑素与癌症的低风险相关。举例来说，盲人妇女的褪黑素自然都很高（褪黑素对黑暗有反应），比起非盲人妇女，其乳腺癌的发生率低了36%。补充褪黑素营养品并没有防癌的效果，反而会增加风险，因为它限制了身体褪黑素的自然分泌。

如果你有癌症，或你不希望得癌症，下面这个忠告非常重要：每天晚上保持充分的睡眠（偶有例外）；且在晚上10点之前就要入睡。

电灯给我们带来便利的同时，也让数以百万的人们失去了他们的健康。地球上人类和所有生物，都在调整自己以适应可预测的被称为昼夜节奏的生理周期。现代不正常的生活形态，导致人们忽视了身体必须与环境每日、每月、每年同步变化的重要需求。大脑中一个称为视叉上核（Supra Chiasmatic Nucleus，SCN）的部位，通过监测环境光线的明暗来调节生物钟。因此，明暗对我们的激素系统以及身体内每个细胞的健康与活力产生了重大影响。

当户外变暗，眼睛不再接收到光线时，松果体就会开始产生褪黑素，但当你开灯或看电视时，褪黑素就会停止分泌。当褪黑素带来的睡眠被抑制时，数小时之内你将丝毫感觉不到睡意。事实上，晚间光线带来的刺激，会阻碍睡眠，造成你长时间的睡眠障碍。睡眠障碍是常见的问题，影响着4700万美国人。如同最新的研究指出的，这个问题十分严重，因为它大大增加了人们得癌症的风险。

褪黑素的功能之一，是减少夜间身体的雌激素的分泌。当你自己暴露在夜间的光线下时，褪黑素的分泌就会下降，同时雌激素也会上升（注❸）。医学家知道天然的激素，例如雌激素和胰岛素可能是致癌因素之后，一开始还无法相信，但现在连官方都如此认定了。2002 年 12 月，美国国家环境卫生科学研究院（National Institute of Environmental Health Sciences, NIEHS）把雌激素列入已知致癌因素的清单中。有力的流行病学证据显示，激素与乳腺癌、子宫内膜癌和子宫癌有相关性。

肝脏掌控无数的激素，包括雌激素和黄体素。激素不平衡的女性（注❸）会发生性欲降低、子宫内膜疾病、围绝经期症状、月经期不适感、经前症候群（PMS）、乳房囊肿、乳腺癌、子宫肌瘤、子宫内膜异位、情绪障碍、妇女焦虑（Female Anxiety）、神经疾病、皮肤疾病、脱发，以及骨骼病变。但激素不平衡，绝对不是肝脏的错。如果你不让自己睡觉，尤其是在午夜 12 点之前两个小时，你同样在妨碍肝脏从事它重要的工作。

当肝脏功能因你不准时上床睡觉而受影响时，你的身体各处无一不受到折磨，包括肝脏本身。举例来说，肝脏有消除血液中胰岛素的功能，但当你干扰了它的夜间活动（因为你不准时入睡），胰岛素就会造成脂肪积聚在肝脏中，阻碍肝脏从血液中清除胰岛素。升高的胰岛素会导致心脏病、腹部肥胖、糖尿病以及癌症的发生。

除了产生褪黑素，大脑也会合成血清素。它是非常重要的神经传导素（激素），并与身体及情绪的健康状态相关。它影响着我们的日夜节奏、性活动、记忆、食欲、冲动、恐惧，甚至自杀意图。与褪黑素不同的是，血清素随着白天的光线而增加，身体的活动和糖分都会刺激它。如果你早上起得晚，不能足够、有效地接触日间光线，结果会降低你一整天的血清素分泌量。褪黑素是血清素分解的产物，随之也会降低你在夜间褪黑素的分泌量。任何日夜节奏的无序，都会造成这些大脑主要激素的不正常分泌，导致生物节奏受干扰，让整个系统，包括消化、代谢和内分泌平衡的激素功能受到影响。突然间你可能会觉得自己"失去了协调"，变得容易感染各种各样的疾病，从单纯的头痛、浮肿、消化不良，到忧郁症和肿瘤。

注意：超过 90% 的血清素是在消化系统中产生的，当正午太阳处于最高点时，它的浓度会到达高峰。缺乏日晒，或在正午睡觉，会导致严重的肠胃疾病，因而影响身体每个细胞的健康。

生长激素的分泌会刺激儿童的成长，帮助成人维持健康的肌肉和结缔组织，但这些都倚赖于适当的睡眠周期。睡眠会启动生长激素的分泌。如果你在晚上 10 点前睡觉，生长激素则在 11 点会到达分泌的高峰。这个短暂的期间与无梦的睡眠状态（通常也称为"美容觉"）同时发生。在此期间里，身体会净化自己，并进行主要的修补和再生工作。如果你被剥夺了睡眠，生长激素的分泌就会大幅度地下降。要治疗癌症，身体必须分泌充足的生长激素。在晚间适当的时间获得足够的睡眠，是预防和治疗癌症的最好方法之一。它不花费你分文，还能在其他许多方面对你有所帮助。

05
维持规律的用餐时间，减少代谢疾病发生

身体由昼夜节奏控制，它使身体最重要功能与时间间隔保持一致。生活中许许多多的身体功能如果经常被打乱节奏，身体活动就会变得不平衡，就无法完成它的必要工作。所有的身体活动都自然地跟随并依赖昼夜节奏所支配的行程进行。

拥有规律的用餐时间，会让身体能轻易地为分泌适量的消化液以消化食物而做准备。没有规律的饮食习惯则会扰乱身体节奏，使人体的消化能力进一步降低，因为它必须不断适应每一次不同的用餐时间。三顿跳过一餐不吃，或在不同的时间吃，或在餐与餐之间吃东西，尤其会干扰肝细胞的胆汁分泌，结果就会形成胆结石。

通过维持一个有规律的用餐习惯，身体 600 亿～1000 亿个细胞就能够根据时间表来接收日常比例的营养，使身体的代谢

顺畅且有效率。很多代谢疾病，比如糖尿病或肥胖，都是因为没有规律的饮食习惯所造成的。我们可以通过配合自然的昼夜节奏来进食，以获得身体状况的大大改善。

午餐最好吃饱，早餐（不要晚于上午 8 点）和晚餐（不要晚于晚上 7 点）吃得清淡一点。在晚餐大量的进食，（由于此时的消化能力最弱）会导致肠胃道充满未消化的、发酵腐败的食物。细菌未分解消化的食物会产生毒素，不仅会影响肠道的健康，同时也是淋巴阻塞的主要原因。这会造成不健康体重的增加，并干扰基础代谢。癌症是一个代谢不良的结果，源头是经常在晚上吃主食，以及在餐与餐之间或睡前吃东西。

吃得过多通常导致肠道阻塞，具毁灭性的细菌和酵母在繁殖时，都渴望能补充到有"能量"的食物及饮料，诸如糖、甜点、面粉制品、土豆片、巧克力、咖啡、茶、碳酸饮料等。事实上这意味着能量的耗竭。持续渴望食用这些食物或饮料，表明你的细胞正"饥饿"着。

细胞"饥饿"的结果会迫使体内最虚弱的细胞发生基因突变。

06

采取严格的素食

素食者相信全然的素食能改善健康及生活质量。近来，医学研究发现，适当均衡的素食饮食，事实上可能是最健康的饮食方式。这是由 11000 名志愿者参与的牛津素食研究（Oxford Vegetarian Study）所展现出来的结果。这个研究进行了 15 年的时间，分析了素食对长寿、心脏病、癌症和其他各种疾病的影响。

研究结果震惊了素食界和肉品生产行业："吃肉者，死于心脏病的概率是素食者的 2 倍；死于癌症的概率比素食者多出 60%；死于其他原因的则多出 30%。"此外，肥胖的发生率，在素食者身上也低得多。肥胖是许多疾病的危险因素，包括癌症、胆囊疾病、高血压，以及成年发病型糖尿病（2 型糖尿病）。在一项针对 50000 名素食者所做的研究中，美国国家卫生局发现素食者存活的时间比较长，且心脏病的发病率非常低。素食者也比喜欢吃肉的美国人有明显较低的癌症发生率。

我们所吃的东西，对我们的健康有重大的影响。根据美国癌症协会的统计，在美国每年将近 90 万例新发生的案例中，有高达 30% 是可以通过遵循适当的饮食建议来预防的。研究员罗素（Rollo Russell）在他的《癌症因果关系笔记》（*Notes on the Causation of Cancer*）中写道："我在 25 个大量吃肉的国家中，发现 19 个存在有较高的癌症发生率，只有一个比较低，而在 35 个吃肉较少或不吃肉的国家中，没有一个有高发生率的。"此外，《救命饮食》的作者坎贝尔父子（T.Colin Campbell, PhD&Thomas M.Campbell）总结了他们在营养科学领域中划时代的研究结果："吃动物性蛋白质最多者，有最高的患心脏病、癌症和糖尿病的概率。"他们建议全素食物，即以植物为主的饮食习惯。他们的研究指出："动物性的食物吃得愈少，对健康的好处就愈多——即使热量只降低了10%，甚至为零。所以，对动物性食物摄取的最理想比例是零，这个主张不是没有理由的，至少对那些已出现退行性疾病征兆的人来说，更是如此。"

如果现代人采取均衡的素食饮食，那么癌症是不是不会再出现呢？根据世界癌症研究基金会（World Cancer Research Fund）以及英国食品及营养政策的医疗观点委员会（Committee on the Medical Aspects of Food and Nutrition Policy）两个主要的研究报告，答案是肯定的。这两个报告都证明了富含植物的饮食和维持健康的体重，能预防全球数百万的癌症病例。两个报告都强调，增加植物纤维、水果和蔬菜的摄取量，以及将红肉和加工肉品的消耗量减少到每天80克以下，是非常必要的。

吃均衡的蔬果饮食是预防癌症最有效的方法。如果你觉得无法只靠蔬菜生活，那么可以试着以鸡肉、兔肉或火鸡肉来代替红肉一段时间。随后，你会有足够的信心吃全素。所有形式的动物性蛋白质都会降低胆汁的溶解度，这正是形成胆结石和淋巴及血管壁阻塞的重要危险因素。它们是细胞突变而致癌的主要原因。

07
运动改善免疫反应，治疗癌症

运动对癌症病人是有益还是有害的呢？2007 年由约翰·霍普金斯大学在网络上发表的一份最新研究报告不但平息了这些争论，同时指出用运动来对抗癌症能带来的好处。对接受化疗的癌症病人来说，运动是对抗治疗所产生疲劳的最佳方法之一。"不建议你在化疗期间，从事强烈的、新的运动养生法，但如果你在被诊断出癌症之前就有运动习惯，请试着维持某种程度的活动。"约翰·霍普金斯大学肿瘤科、妇科及产科副教授阿姆斯特朗医生（Deborah Armstrong）说，"如果你不曾有运动习惯，可尝试做一些温和的运动，例如散步或游泳。"

运动的好处并不限于帮助因治疗产生的疲劳。事实上，它们还能主动地治疗癌症。许多突破性的研究证明了这个事实。这几乎并不令人惊讶，因为癌细胞是典型被夺走了氧气的细胞，而运动是一个直接运送额外的氧气到全身细胞，改善免疫反应的手段。研究人员也相信，运动能调节特定的激素水平。未经调节的激素，会刺激肿瘤的成长。

当然，运动不应太过激烈。每天运动半小时，或每周数小时，就能明显地增加细胞的氧化作用。

在《美国医疗协会期刊》（*Journal of the American Medical*

Association）的一份研究中，研究人员追踪了2987个患乳腺癌的妇女。她们当中每周散步超过一小时的，较少因乳腺癌而死亡。在另一项针对573名妇女的研究中，那些被诊断出结肠癌的人，若遵守适度的运动计划，每周运动超过6小时者，比起每周运动少于1小时者，死于癌症的概率低了61%。在所有的案例中，研究者还发现，无论病人是什么年龄，癌症处于什么阶段，或体重如何，运动都是个很好的保护性因素。刊登在《临床肿瘤学期刊》（*Journal of Clinical Oncology*）的一项研究检测了运动对832名有第三期结肠癌的患者的影响之后，确认了上述结论。

08
恢复你的"气"：生命的力量

"是生命的力量在治疗疾病，因为一个死人不需要医药。"——同类疗法创始人，哈尼曼（Samuel Hahnemann）

当生命的力量，也就是气被一一耗尽时，即使最好的药也无法恢复病人的健康，更无法让死者起死回生。这个生命的力量，就是身体内唯一能治疗疾病的力量。

"Ener-chi Art"是一种独特的治疗艺术，是由我创作的，通过充满能量的油画，以帮助身体恢复气或维持能量的平衡流动，再把它们传送到全身的各个器官及系统中。在身体净化和疗愈的背景下施行，我认为这是一种独特的、非常重要且十分有效的方法，能令所有的治疗方式产生更成功的结果。

当身体的细胞体验到气的平衡流动，它们就能更多地排除有毒废弃物，吸收更多它们需要的氧气、水分和营养，去做必要的修补工作以及增加它们整体的表现和活力。我认为结合了肝、结肠、肾脏净化的治疗手段，是帮助身体功能恢复平衡最有效的方法之一，因为身体长年累月地被阻塞和恶化，会妨碍恢复它的气。10 年以来我对这个方法进行了仔细的研究，花了近两年的时间去实施，结果显示，"Ener-chi Art"能够非常好地实现气的平衡流动。它的有效反应，截至目前 100% 地体现在每个接触过这种艺术治疗的人身上。由于其独特的治疗效果，所有的"Ener-chi Art"绘画作品曾在明尼苏达州知名的亚培西北医院（Abbot Northwest Hospital）展出了一个月，让每个病人都能欣赏。我的 3 件亲笔画作——《免疫系统》《淋巴系统》《血液循环和小肠》，被挂在癌症病房中，让所有的癌症病者有机会去体会它们的治疗特性。

"Ener-chi Art"或许是最全面、最有效的治疗计划之一，它平衡了下述身体的器官、部位和系统的生命力量——气。

背部

血液

大脑和神经系统

耳朵

眼睛

内分泌系统

心脏

免疫系统

关节

肾脏和膀胱

大肠

肝脏

淋巴系统

肌肉系统

颈、肩

鼻和鼻窦

呼吸系统

小肠和循环系统

骨骼系统

皮肤

脾脏

胃

舌头

我也曾为身体的整体健康创作了一幅画，一幅描写情绪转变及生理创伤的画，名为《飞越地平线》（*Beyond the Horizon*）。此外还有一些关于平衡我们与水、空气、石头、山、动物王国、植物王国，以及自然精神等元素之间关系的作品。这些画作都可以在我的网站上找到并打印出来。

09
Sacred Santmony：情绪治疗系统

"Sacred Santmony"是一个特别的治疗系统，利用语言来平衡深层的情绪和精神失衡。在"Sacred Santmony"中，这些力量的强大，是靠"全脑利用"（同时包含大脑左右两个半球）而产生的。古老语言的文字包含基础声音频率，其震动频率比我们现代语言要高得多。当结合起来成为字时，会产生宁静与和谐的感觉（Santemony），能平息无论是内在还是外部的不安、暴力和骚动。

2001年4月，我很自然地开始用美国土著语、藏语、梵语以及其他古老语言来吟诵声音。刚开始利用这套治疗系统的两周里，我就能通过产生的声音，快速地消除一些人在食物、化学物质、思考模式以及信念上的情绪障碍、情绪抗拒和情绪反感。

以下是一些通过"Sacred Santmony"来改善情况的案例：

降低或消除包括对过去和未来、死亡和疾病、有害化学物质、父母和其他人员、贫困和不足以及环境威胁等带来的恐惧等。

清除或降低来自近期因生命中曾受到的情绪创伤或负面经验所带来的伤害、失望和愤怒而导致的痛苦。

清除"生命之书"（Akashic records，也称阿克夏记录；指灵魂从所有生命流中收集而来的所有经验的记录）中反复出现的恐惧因素，包括我们从心灵、上天或我们的自我分离的想法及概念。

建立让个人解决自己事情（karmic issues）的先决条件，不是通过痛苦和折磨，而是通过创造力和欢乐。

改善或清除因食物、变质、化学物质、杀虫剂、除草剂、空气污染物、辐射、药物毒性、药物副产品等引起的过敏和不耐症。

减少因癌症、心脏病、多发性硬化、糖尿病、关节炎、脑部障碍、忧郁及诸如此类的慢性病所带来的精神与情绪影响。

解决其他生命中所遇的困难及障碍，并将它们转变成有用的祝福。

10

番荔枝：比化学药物更有效

如果你正受到癌症的折磨，并需要一种特殊的治疗方式，这种方法不但要是天然的，而且它的治疗效果要和化学治疗或放射治疗一样，你可以考虑使用番荔枝（Graviola）这种草药。

番荔枝是一种生长在温暖的南美和北美以及赤道地区的植物。

科学家自 20 世纪 40 年代起就开始研究番荔枝的特性，发现它有非常多的活性因子及化学物质。番荔枝显示出对许多疾病有着广泛的治疗效果，癌症就是其中之一。番荔枝含有一系列的化学物质，称为乙酰生合成物（Annonaceous Acetogenins）。这些成分存在于它的叶子、茎、树皮和种子中。在 8 个临床研究中，目前有 7 个独立的研究团队已经确认，这些化学物质具有显著的抗肿瘤特性，能有选择性地使用毒性来对抗各种形式的癌细胞，同时又不会伤害正常的细胞。印第安纳州西拉法叶的普度大学（Purdue University）对这些被称为 Acetogenins 的化学物质，进行了一个大型的研究，并获得美国国家癌症研究院和国家卫生研究所的大额赞助。截至目前，普度大学已为番荔枝在抗肿瘤及杀虫方面所表现出来的特性，以及这些 Acetogenins 的使用方法，提出了至少 9 项美国和国际专利申请。

美国有一家产值数十亿美元的药厂，发现番荔枝所含成分在治疗结肠癌时药性是一般化学药物的一万倍之后，试图利用番荔枝生产抗癌药。他们还发现番荔枝可令两种不同的恶性细胞死亡，特别是那些造成肺癌、前列腺癌和乳腺癌的细胞，同时它还能保护健康的细胞。使用番荔枝，病人不会产生恶心脱发、明显的体重减轻或虚弱等现象。番荔枝不会降低人体的免疫系统功能，事实上，还能增强人体的抵抗力。这家药厂花了 7

年的时间，想用番荔枝的抗癌化学物质来研发专利合成的处方用药（为自然成分申请专利不符合法令规定），但是所有的尝试都以失败告终，这个方案同时也宣告终止。他们未将这些发现公之于世，反而将它们束之高阁，永远藏匿起来。但这件事情很快地流传出去。番荔枝的抗癌效应现在已经得到健康专家及研究人员的一致认同。

许多晚期的癌症病例通过使用番荔枝而得到逆转，即使病人已经 85 岁或更老。当癌肿瘤被破坏，身体到处充满毒性，令病人感到非常虚弱时，为了让治疗的危险性降到最低，通过使用灌肠、灌肠板（Colema）或可乐散（Colosan）等方法来净化结肠是非常重要的。肾脏功能必须靠喝肾脏净化茶来支持。如果可能，肝脏也应该得到净化。

注意：番荔枝具有抑制心跳、扩张血管及降低血压的作用，剂量需缓慢增加，过量会造成恶心及呕吐。应在了解番荔枝的价值和作用以及它与其他药物之间可能的交互作用的健康专业人员监督之下，使用此疗法。

11
神奇的矿物补充品

所有的癌症都有 3 个共性：①免疫系统虚弱不堪；②全身

充满毒性和废物；③癌细胞内部及其周围，有大量的病原体（感染因子）出现，其中可能包括寄生虫、病毒、细菌、霉菌和真菌。

一种矿物质——氯化钠（Sodium Chloride）对这些造成疾病的因素有着最平衡、最快速的效应。除了先前提到的条件之外，要治疗癌症及其他大多数无论是严重或轻微的疾病，其需求包括：

1. 减少有毒物质。这些物质会让免疫系统耗损，并且会滋养或吸引病原体。

2. 强化免疫系统，以清除所有的病原体，并将它们从身体中驱离出去。

3. 当进行解毒时，杀灭所有的有害寄生虫、病毒、细菌、真菌、霉菌及酵母菌，并将它们排出体外。

这些作用必须同时发生，才会成功。

有一种神奇的矿质添加物（Miracle Mineral Supplement，MMS）本身是一种稳定的氧溶液，在蒸馏水中兑入 28% 氯化钠（不是"氯化物"）。当少量的柠檬汁或青柠汁被加入几滴 MMS 之后，就会形成二氧化氯。一旦被摄取，氯化钠会在数小时之内立即将有害物质氧化，例如寄生虫、细菌、病毒、酵母菌、真菌和霉菌，而这会使身体的免疫力暴增至少 10 倍。通过添加 MMS，在 48 小时之内几乎每个受测者都从血液中清除了例如疟疾和 HIV 等病毒。MMS 也被用来治疗其他严重的疾病，包括甲肝、乙肝、丙肝、伤寒、多数癌症、疹、肺炎、食物中毒、结核病、气喘及流感等。

汉伯（Jim Humble）发现了 MMS，并写了一本《突破：21世纪的神奇矿质添加物》的书。以下是节录自该书的一段话：

"人们首先在非洲发现疟疾，现在已证实，所有的疟疾症状都直接或间接与病原体有关。在非洲已有 75000 多个病例被治愈。通常在 4 小时左右，所有的症状就会消失，所有的患者经测试后都已不再出现疟疾症状。MMS 已知也能用在治疗癌症、甲肝、乙肝、丙肝、伤寒、疹、肺炎、食物中毒、结核病、气喘、流感以及许多其他病症的情况上。甚至对一些与病原体没有直接关联的状况，似乎也都能因此而大幅提升身体的免疫力，例如肌肉退化、过敏、红斑狼疮、炎性肠道疾病、糖尿病、蛇咬伤、牙疮及纤维肌痛症。"

"请注意，MMS 没有治愈（Cure，治愈）任何疾病，它只是帮助我们的身体进行自我治疗（Heal，使治愈）。请注意我非常小心地使用'cure'与'heal'这两个词，虽然那是千真万确的事情。"

汉伯说："马拉维政府所做的测试显示，有 99% 的疟疾被治愈。在乌干达用 MMS 治疗的艾滋病病人中，超过 60% 在 3 天内痊愈，98% 的病人在一个月内痊愈。超过 90% 的疟疾病人在 4～8 小时内痊愈。数十种其他的疾病，也因为这个新的矿质添加物而被成功治愈或使症状得到了改善。"

发明者深信这个信息的重要性，他不想让任何一个人或团体去控制它。想了解这项发现的完整细节，可以上网下载免费的电子书。请帮忙和支持这项有利的工作，它在全球都是免费的。

很多医学在突破和创新时都受到过打压，但这项发现不应在其中之列。这本电子书的书名是《突破：21 世纪的神奇矿质添加物》。你可以免费下载，如果你没有计算机，可以请你的朋友帮你下载并打印出来。网址是：www.miraclemineral.org。

这本书告诉你 MMS 发现的一些细节，以及如何制造并使用它。我建议每个人都应阅读一下这本书。这位作者让 MMS 成为全世界唾手可得的东西，其间并无个人的私利，他只是想利用 MMS 来发现并终止疾病和贫穷。

12
欧吉布瓦草药茶（8 种草药的护士茶）可治百病？

欧吉布瓦（Ojibwa）的印第安药草茶，是在 18 世纪由欧吉布瓦印第安人所创造的，是具有 280 年历史的美国印第安植物药草茶。欧吉布瓦人利用它来治疗早期欧洲移民者带来的几乎导致种族灭绝的天花病症。

美洲土著人用这个药来治疗所有的癌症、1 型和 2 型糖尿病、肝脏感染及其他的肝和胆囊疾病、肿瘤、关节炎、痛风、气喘、呼吸问题、肥胖、高血压、高胆固醇、纤维肌痛症及慢性疲劳症候群、胃溃疡、肠躁症、肾脏及膀胱疾病、静脉窦阻塞、流感、支气管炎、麻疹、腮腺炎、水痘、天花、疹、腹泻、便秘、淋巴水肿（液体滞留）、心脏病、过敏、皮肤病、自体免疫疾病（例如红斑狼疮和艾滋病）、莱姆病、物质成瘾（例如酒精、药物和烟草）、忧郁症，以及其他病症。

含有8种药草的护士茶成分：

圣蓟草（Blessed Thistle）

用来改善消化问题，例如胀气、便秘，以及肠胃不适。这种草药也可以用来治疗肝和胆囊的疾病。

牛蒡根（Burdock Root）

一种温和的利尿药。它促进尿液与汗的排泄，对治疗肿胀和发热有潜在效果。牛蒡根在预防因酒精、化学物质或药物所造成的肝脏受损上，扮演了重要角色。它的保护效应的确切原因目前还未知，但被认为其具有抗氧化作用，氧化是身体的自然新陈代谢功能。虽然氧化是个自然的过程，但不代表它不会伤害人体。氧化的结果之一是释放带氧自由基，这些化学物质会抑制免疫系统，而抗氧化物，例如牛蒡根，可以保护身体内细胞不受氧化的伤害。

海带（Kelp）

一种海洋植物，是浓缩的矿物质来源，包括碘、钾、镁、钙及铁。海带中的碘会帮助产生甲状腺激素，那是维持身体所有细胞正常代谢功能所必需的。它会提升能量，使我们更容易维持健康的体重。海带是所有欧吉布瓦茶中最营养的一种成分。

红花苜蓿（Red Clover）

含有多种营养，包括钙、镁、烟酸、磷、钾、硫胺素（维生素 B_1）及维生素 C。红花苜蓿也是异黄酮（水溶性的化学物质，作用类似在许多植物中可以找到的雌激素）最丰富的来源之一。红花苜蓿中的异黄酮曾被拿来研究在某些癌症上的治疗功效，一般认为异黄酮可以预防癌细胞扩散，甚至可以消灭它们。

酢浆草（Sheep Sorrel）

含有丰富的草酸、钠、钾、铁、镁、磷、β胡萝卜素和维生素 C，是一种温和的利尿药、防腐剂及泻药。

滑榆皮（Slippery Elm Bark）

被用来治疗割伤及擦伤时的外敷药，对因痛风或其他原因造成的关节疼痛也有疗效。除了被拿来当成护士茶的成分之外，这种药草通常被制成锭剂，用来减轻喉咙痛。因为喉咙痛和感冒通常是相关联的，所以滑榆皮也被用来治疗感冒。此外，它调节了消化系统的排泄阶段，可以同时缓解便秘和腹泻。

土耳其大黄根（Turkish Rhubarb Root）

具有解毒效果，是世界知名的药草。大黄根能通过刺激胆管，清除胆汁、寄生虫以及肠内的腐败食物，以排出有毒废弃物。它能通过净化肝脏来缓解慢性肝病，改善消化功能并帮助调整食欲，也有助于治疗溃疡，缓解脾脏和结肠的疾病，解决便秘，以及治疗痔疮与上消化道的出血。

西洋水芹（Watercress，又称水田芥、水瓮菜）

含有丰富的维生素 C，常被当成一般的补药。它的苦味被认为可以调整食欲并改善消化功能，也被用来缓和神经性疾病、便秘及肝病。西洋水芹是很受欢迎的咳嗽及支气管草药。它还含有一种称为大黄素（Rhein）的物质，可以抑制肠道内病原菌的生长。大黄素也具有对抗白色念珠菌（霉菌感染）的功效。

警告：有些食物和草药，例如滑榆皮，含有水溶性纤维，所以欧吉布瓦茶会干扰其他药物在肠内的吸收。因此，服用处方药时，不要同时喝这种茶。

13
重碳酸盐枫糖浆疗法

虽然摄取糖分会强烈刺激癌细胞生长，但小苏打（碳酸氢钠）和枫糖浆的结合却有完全相反的效应，它让癌细胞非常难以生存及发挥功能。

癌细胞只会在酸性及氧气被剥夺的环境中起作用，因为它们天性厌氧，所以无法利用氧气来代谢葡萄糖（糖）并产生能量，反而必须将它发酵。与利用氧气和葡萄糖来产生能量的有氧细胞相比，癌细胞需要用比健康细胞多15倍的葡萄糖来产生相同的代谢能量。癌细胞对葡萄糖的过度渴望，剥夺了其他健康细胞所需的营养份额，因此会令健康细胞变得虚弱甚至死亡，并部分突变成癌细胞。癌细胞不停地从组织液中吸收并耗尽营养，造成健康细胞的饥饿和虚弱，大大地妨碍了受影响的身体器官保存葡萄糖和能量，这也就是与癌症有关联的器官衰竭背后的主要原因。

要准备这个简单、便宜又有效的药方，请将5份的100%枫糖浆（以B级的为佳），与一份纯小苏打（不要添加铝，注❸）混合。将混合物放在平底锅里，用中火加热5分钟，迅速搅拌，它会溶解并变成泡沫状，放置在凉爽的地方保存。每天2次，每次服用一茶匙；对于比较严重的症状，每天3次，每次服用一茶匙。连续服用7～8天，通常能有效地缩小肿瘤2～5厘米。你会强烈感受到体内癌细胞、细菌和毒素组成的东西正逐渐死去，并通过肠道排出。如果出现腹泻状况，请不要担心，这是身体释放自己，不让自己负荷太多酸性而导致癌症的方式。其他不健康的情形也会得到改善。

枫糖浆能够将重碳酸盐传送到全身，包括大脑及神经系统、骨骼、牙齿、关节、眼睛及肿瘤。它也能有助于消除其他的酸中毒。

重碳酸盐疗法是无害的，且因为具有极佳的可扩散性，它能快速地发挥效能。

用重碳酸盐来治疗癌症的最大拥护者，是意大利罗马的一位杰出肿瘤科医生塞蒙奇尼博士（Dr.Tullio Simoncini）。他的基础概念是直接对肿瘤施行重碳酸盐。他相信癌症是一种真菌，可以通过直接与重碳酸盐接触来消灭。

塞蒙奇尼博士认为真菌几乎在所有癌症上都扮演了一个重要角色，这种想法当然是对的。真菌的种类超过150万种，其中有一种白色念珠菌生长在肠道里，帮助未消化的糖或淀粉发酵。这种肠道霉菌会扩散到身体其他部位，在需要分解有机废弃物的地方建立起菌落。

某些真菌，尤其是"白腐真菌"，会使杀虫剂、除草剂、五氯苯酚（Pentachlorophenol）、杂酚油（Creosote）、煤焦油（Coal Tar）以及金属燃料降解，并将它们转变成二氧化碳、水和基础元素。真菌在地球上无处不在，在生态系统中扮演了很重要的角色，包括身体的内部生态系统。除了细菌之外，真菌是多数陆地及部分水生生态系统的主要分解者，它们在营养循环特别是腐生和共生上扮演着不可或缺的角色，它们将有机物质降解成非有机分子。当身体沉积了有机废物、重金属和化学物质（注❸）时，真菌就变成了必要的东西。当细胞腐朽、死亡且尚未通过身体的淋巴系统排除出去时，它们也会出现。阻塞的淋巴管几乎总是造成真菌在器官细胞及组织中快速繁殖。这些在器官组织中成长的真菌，总是以白色团块的样子出现。这也就是为何肿瘤总是白色的（虽然在扫描影像上，它们是以黑色团块或阴影的形态出现）。

在进行工作时，真菌会产生具有生物性活动的分子。这些分子中很多是有毒的，因此被称为霉菌毒素，表示它们原来是真菌且具有毒性。最恶名昭著的是黄曲霉素，它们是隐藏性的肝毒，以及高度致癌的代谢物。真菌霉性会损伤细胞，并造成它们突变成癌细胞。也就是说，真菌助长了内部及外部受污染的组织，并以有害的毒物和化学物质为生，它们同时也产生能进一步损害细胞并造成细胞突变的毒性。因此，当真菌活动帮助清除了原始癌症的原因（毒物），但它产生出来的毒物同时又使癌症得以繁殖。

小苏打中的重碳酸盐可以结合并清除毒物、化学物质、有机酸性废弃物，且它会快速地提升癌细胞和其环境的 pH 值。固体肿瘤细胞外的 pH 值比起正常组织更偏酸性。通过改变肿瘤的 pH 值，会让肿瘤接触到更多氧气，从而造成它的毁灭。

为了尽可能地接近肿瘤组织，塞蒙奇尼博士在动脉中放了一根小导管，以此给肿瘤提供营养，然后供应高剂量的碳酸氢钠（小苏打）到肿瘤最深处。他声称，多数用这种方式治疗的肿瘤会在几天之内分解，与枫糖浆重碳酸盐的效果一样。

14

海洋浮游植物：天然的超级食物

海洋浮游植物被认为是地球上能量最强的食物，因为它含有高能量的超级抗氧化物、维生素、矿物质和蛋白质。它是一种非常微小的植物（大概像一颗红细胞一样大），它在海洋中自然地生长，处于食物链的底端，它喂养海洋生物，而这些海洋生物又喂养了更多的生物。它可以产生超过 70% 的氧气。因为独特的营养特性及微小体积，它可以扩散到人体的细胞内，并快速地将营养供应到人体的所有器官和系统。如果营养不能到达身体内细胞，癌症和其他疾病就会发生。海洋浮游植物含有几乎所有存在在这个星球上的营养素，且不需倚赖消化系统的运作来运送这些营养，因此这个超级食物可以快速运动到药物不易到达的部位。

15

其他有效的癌症疗法

数百万人使用数十种自然癌症疗法而恢复了健康，他们并没有采用侵犯性的医疗介入。虽然本书的目的是要揭开癌症的真正原因，并教你如何处理它们，但我也希望让各位知道这些癌症的自然疗法以及其极佳的潜在益处。我已经讲了其中一些疗法，但各位也不能忽略其他疗法的价值。这些疗法包括：

阿育吠陀的排毒疗法（Pancha Karma）以及草药

瑜伽

硫酸胼、硫酸联氨（Hydrazine Sulfate）

生物电流疗法（Bioelectricity Therapy）

生物共振疗法（Bioresonance Therapy）

洛耶莱福频率疗法（Royal Rife Machine Therapy）

葛森治癌法（The Gerson Therapy）

胡克斯疗法（Hoxsey Therapy）

使用槲寄生（Iscador，Mistletoe）、保哥果（Paudacro）、小槲树（Chaparral）、芦荟（Aloe Vera）及番荔枝（Graviola）的疗法

同类疗法（Homeopathy）

柯雷癌症疫苗（Coley Vaccine）

嘉士顿·纳森的樟脑疗法（Camphor Therapy of Gaston Naessens）

提高免疫疗法（Burton's Immuno-augmentative Therapy）

李文斯敦疗法（Livingston Therapy）

艾塞尔医生的整体疗法（Issels' Whole Body Therapy）

尼伯医生的新陈代谢疗法（Metabolic Therapy by Hans Nieper，M.D.）

活细胞治疗（Live Cell Therapy）

螯合治疗（Chelation Therapy）

氯化铯癌症疗法（The Cesium Chloride Protocol）

夹竹桃疗法（Oleander Treatment）

双氧水疗法（Intravenous Hydrogen Peroxide）

植酸肌醇六磷酸、六磷酸肌醇（IP6）

爱德加·卡西的蓖麻油疗法（Edgar Cayce'Castor Oil Packs）

塞蒙奇尼博士的苏打粉疗法（Dr.Simoncini，Baking Soda Treatment）

巴德威博士的油蛋白饮食（Dr.Budwig Diet）

克拉克博士的寄生虫／癌症疗法（Dr.Clark' Parasite/Cancer Treatments）

摩尔曼的抗癌饮食（Moerman'Anti-cancer Diet）

红花苜蓿茶（Red Clover Tea）（注❸❾）

液体细胞的沸石疗法（Liquid Cellular Zeolites）（www.mywaiora. com）

以及其他更多的……

如果癌症病人不把另类疗法当成最后的手段，即在所有的方法都失败之后才寻求另类疗法，那么它的成功率会非常大。不幸的是，几乎每个被诊断出癌症的病人，都选择了主流医疗方法。大多数癌症病人相信，来自医生的主流医疗，只需要4%的机会就可以"打败那个东西"。但真正从癌症中存活的，事实上要低于 3%（注❹）。当然谁也不能保证，那 3% 存活下来的人将来不会再有另一个新的癌症，或一个不同的、一样会使人衰弱的疾病。

主流的癌症疗法造成的不良反应非常严重，以至于那些后来选择另类癌症疗法的病人，会对新的、自然的疗法感到失望，感觉它们"没作用"。其实问题在于，超过 95% 寻求自然疗法的癌症病人，都已经被主流医疗伤害了。之前的治疗已对他们的身体造成某种程度的伤害，导致后续的治疗非常难起效果。他们的免疫系统受到严重损害，肝功能也已经受损，消化系统过于虚弱以至于无法消化食物。除非一个有效的另类疗法能恢复这些重要器官及功能，否则要得到完全的痊愈，其机会确实是渺茫的。利用自然方法治疗成功的概率事实上可达 90%，只要身体主要的自愈系统没有被先前的治疗严重伤害或破坏。

这些治疗造成的破坏愈少，复原的可能性就愈大。

当我告诉你上述另类的自然疗法时，我也建议你还应该去了解一下癌症及一般疾病的真正成因及形成过程。

当身体出现某些状况，癌肿成为事实时，人很容易变得不知所措，因而开始焦躁地把注意力都放在寻求"治疗"上，而不是去寻找最终的、不太明显的癌症成因上。癌症是身体去治疗真正问题的行为。任何对抗癌症的方法，包括上述相关的自然疗法，就像用发起一场战争的方式来取得和平一样。但我们都知道这个策略很少成功。如果你选择这些方法中的一个或多个，就必须确认你不是用它们来试图杀死某个东西，尤其是肿瘤。这些方法不管会不会有效地支持身体痊愈，你绝不可以忘记，最后的治疗是在身体里并由身体自己完成的，是由你自己的想法来决定的。

你做出决定前的背后意图，比你选择治疗工具更具有力量。如果是恐惧驱使你做出了决定，你最好不要有任何行动，直到你能面对恐惧、拥抱恐惧，并将恐惧转换成信任和信心为止。恐惧会让你瘫痪，它能妨碍身体的自愈能力。众所周知的，身体在压力下是无法痊愈的。压力激素抑制了消化功能、排泄功能、免疫系统，以及重要器官的血液循环。认为癌症会威胁你生命的想法，会令你产生心理压力。认识到癌症是身体的一种治疗行为，或是未被解决的冲突手段和方法，会更有意义，这样它就不会让你产生压力和反应了。当你不再认为胸部的肿块、结肠和脑部中的肿瘤是个问题，而是一个解决你生命中埋藏已久甚至连你都不知道的、更深层问题的必要部分时，癌症能让这些问题被认识，能让你与它和平共处，并接受它甚至拥抱它。胸部的肿块或脑中的肿瘤，只是一种抗拒的表现，抗拒你自己，抗拒其他人，抗拒整个情势和环境。当你不在乎肿瘤变大或变小时，身体就会停止用能量来滋养它。

当你不再需要去修补你所认为已经损坏的东西时，身体才可能痊愈。如果你一定要去修补它，只能反映你的观点不够全面，接受认识都是基于恐惧。肿块或肿瘤帮助你认识那些不安全感及弱点，并将它们转换成勇气和信心。它挑战你，让你即使患有癌症，仍能活得快乐，并享受你的人生。当你能明白并接受这个挑战的深层意义和目的，开始去面对它时，癌症的需求就会跟着不安全感一同离你远去。

重复一次，肿块或肿瘤并不是问题，重点在于你如何去回应它。如果你能舒服地与它共处，而不对它太过注意或一心想毁灭了它，那么你距离自然痊愈就很近了。肿瘤的大小也无关紧要。事实上，在治疗过程中，因为增加了淋巴细胞的活动，肿瘤可能变大，接着它会快速缩小。我曾经在 B 超图像上，亲眼看到一个橙子大小的膀胱肿瘤，在 15 秒之内完全瓦解并消失了。你要知道身体永远都站在你这边，从来不会违抗你的意志，不管情况看起来有多糟。事实上，你的身体不会违抗你的意识，即使是疼痛也只是让你不再抗拒对你有好处的事情的方法，只是你看不出来而已。你可以从任何发生在你身上的事情中学到知识，包括癌症。

在所有的案例中，去确认并处理所有阻止身体痊愈的事情，去供应所有能帮助感觉身体的整体性及活力的要素，比起去处理癌症症状，要重要得多。

16
总结与最后评论：治疗最根本的原因

我写本书的目的，在于提供一种认识癌症的另类观点，一个可以反映自然法则及目标的观点。重要且常识性的理由管理着自然定律的建构力量，同样地，也管理它的毁灭力量。否则，成长就不会发生，而我们所知的宇宙也会在很久之前就消失了。其实每一件事物都有其意义，不管它看起来是多么不具意义。一个苹果之所以能生长（自然定律的建构力量），是因为之前的花凋零了（自然定律的毁灭力量）。能够找出癌症发生的目的和意义的人，也将会寻得治疗的方法，这是本书的承诺。它回溯癌症的源头——在原因和影响之前的各种层面情况。

癌症最根本的原因是害怕——害怕不够好、害怕失去、害怕受伤害、害怕伤害别人、害怕去爱、害怕爱得不够、害怕沮丧、害怕成功、害怕死亡、害怕食物、害怕失望，以及害怕生命与存在。这里的每一种害怕都是"害怕未知"的产物。

对未知的恐惧，不是一个你决定要摆脱它就能做到的有形物体。大多数的情形是，你操纵着你害怕的事。负面的期望是自我实现的预言，当这些预言或期望实现时，会让你觉得反正它们已经发生，你好像别无选择。但你永远有选择权。你从来不是任何事或任何人的受害者，即使它感觉起来是如此，这是重点。只有在你觉得自己是个受害者时，你才会变成受害者。虽然我们常常透过潜意识而创造出所害怕的事物，但我们仍可以轻易地改变所呈现出来的东西，并创造出我们所爱的事物。

要治疗癌症，你首先必须了解到，你的身体没有能力做任何伤害你的事。因此，你不需要害怕它。通过你自己的双眼，你将能看到所有生命中的负面情况，例如癌肿，都有其积极的意义。这个内在的观点转变，能立即驱散对未知的恐惧。一旦接受伤害或疾病是有利于你的，例如可以增强你之前觉得生命中虚弱、无能或紧张的部分，你将开始与它产生沟通。与"问题"的联结，接下来会让你的能量和情绪释放，以减少自然痊愈的阻碍。

如同先前所提的，当我们缺乏生命的力量时，就不可能痊愈。当你忽略自我感受，没有重视身体的困境和疾病时，是无法取得生命的力量的。之所以如此，是因为你认为或想象它将反过来对抗你，或甚至杀了你。只要你害怕你的身体，那么你要么试着保护你自己要么起而抗之，无论是哪一种，这种对身体强烈感受的忽略，会消耗每个细胞的生命力。你的细胞会进入保护或抗争模式，就是大家常说的"战斗或逃跑反应"。这样细胞的生命能量就会浪费掉，以致无法成长、治疗或重生。

所有的肿瘤都是恐惧的表现形式，恐惧和分离及防御具有同样的意义。癌细胞不喜欢自己的样子，但你对它们的抗拒让它们一直维持那样的状态。当你的抗拒消失，用接受或爱来代替这种态度时，它们就会自然痊愈。

当你有意识地接受并拥抱你生命中抗拒的人或事（你所抗拒的人或事物，只是你自己的反映）时，你将不只会抛掉恐惧，身体细胞也会恢复到它们正常、平衡的成长模式。平衡的生长能形成和谐与健康。净化、休养并滋养身体，是为发生在你身上的事负责任的行动。找回你的力量，把它放回到属于它的地方，放弃外在的支持，例如抑制性的药物、侵入性的治疗及手术等，是治疗你自己、你的身体、你心智及情绪的必要条件。

思想、感觉和情绪的力量，比任何生理上的影响还要大上好几倍。是的，你可能在胸部或脑部有个肿瘤，但你永远比那个肿瘤有力量和影响力。事实上，是你自己的恐惧和抗拒创造并支撑着它。你用同样的方式喂养那个肿瘤，而你的爱与接受的力量，可以摧毁它的根基并消灭它。请不要落入"身体造成你无法痊愈的问题"的陷阱中。"癌症是个威胁生命的疾病，且拥有比你自身还强大的力量"这个理论，只是一个人云亦云而不能反映真实现状的观念。身体不能造成你任何的不舒服，相反地，它总是警戒地用所有可能的方式来解决它们，只要环境许可。

你就是自身生存环境的创造者。当每天早晨起床时，你是决定花一整天时间去重新数一遍身体里不再好好运作的部分所造成的问题呢，还是去感谢那些运作正常的部分？你生命中的每个问题，都适用于上述的说法。是为一株枯萎植物的根部浇水，还是为它掉落的叶子感到伤悲，所有这些的掌控权都在你手上。

　　你可以为之前从未想过的"自我疗愈"做很多事。向你的身体展现你并不怕它。把你的双手放在你不舒服的器官或腺体上，感谢癌细胞为你做了了不起的事。感谢所有生长有序的细胞让你存活，尽管毒物和阻塞妨碍了它们的工作。用你内在的生命力去鼓舞、感谢并接受它们，让它们回到你的眼前和意识之中。身体细胞中的 DNA 可以听到你说话，就像你可以听到别人跟你说话一样，这是俄国的 DNA 研究成果证实的。身体主要靠震动来运作，而表达对身体细胞的感恩之情，且为了生命呈现的挑战和祝福，会产生与最有力的身体震动一样的作用。"谢谢你"的能量，事实上可将你和被你忽略的部分重新联结起来。这让感恩成为治疗癌症的重要秘诀及先决条件。

　　以一个全新的、充满爱和热情的态度，来对待你身体里的癌细胞，记住，它们仍是你身体内的细胞，你就可以真正开始去解决在生理及非生理上引起癌症的原因了。你自己的行动就可以证明，癌症根本不是病。

　　最后，祝你拥有圆满的健康、富足和快乐！

安德烈·莫瑞兹

注 释

注❶：安慰剂被用来描述以糖片（sugar pill）或假的程序，以测试某种药物或方式是否比信念的力量还大。2002 年 6 月 20 日一篇发表在英国《卫报》（*Guardian*）的文章，伯恩（Jerome Burne）报道说："新的研究指出安慰剂效应出奇的好，事实上，比一些正统的药物还要好。"

注❷：确认核酸误配修复缺陷（deficient mismatch repair，dMMR），是一个预测性的指标，可表示在第二期和第三期结肠癌以 5-FU 为基础的化疗中，没有好处。由沙杰、马索依和提巴度等人（D.J.Sargent，S.Marsoi，S.N.Thibodeau，ect al.）提出。

注❸：皇家北岸医院肿瘤科，Royal North Shore Hospital Clin Oncol（R Coll Radiol）2005。

注❹：并未能证实癌细胞会在体内四处移动，并随意地形成新的集群。其实新的集群生长的原因与之前的一样。

注❺：有一些特殊的细菌是同时有氧和厌氧的。

注❻：请参考本书作者另一本著作《健康与回春之秘》（Timeless Secrets of Health&Rejuvenation）。

注❼：肯恩、J.P・奈坦和C・奈坦（S.A.Hoption Cann，J.P.van Netten，C.van Netten），2003 年 7 月——加拿大英属哥伦比亚大学（University of British Columbia）健康护理及流行病学系（Department of Healthcare and Epidemiology），加拿大维多利亚大学（University of Victoria）、英属哥伦比亚大学,皇家纪念医院及生物学系（Royal Jubilee Hospital and Department of Biology）特殊发展中心（Special Development Laboratory）。

注❽：这称为"转移"。但没有证据显示转移真的发生了。这比较像一个"新的"癌症在身体其他部位发展起来，应和第一个出现的癌症是同样的原因。

注❾：来自哺乳动物牛、羊、猪的肉，以及通过盐腌、烟熏或晒干等方式保存的肉。

注❿：肺癌和结肠直肠癌分别是癌症死因的第一名和第二名。

注⓫：一种非常薄的薄膜，用来支持细胞组成血管壁，并让它们维持在适当的地方。

注⓬：纤维蛋白被包在血块里。它是一种纤维状的蛋白质，聚合起来形成一个"网眼"，在受伤的部位形成一个止血的塞子或血块。最新的研究显示，纤维蛋白在炎性反应和类风湿关节炎的发展上扮演着一个重要的角色。

注⓭：使用现代化的移动电话超过 2000 小时的人，有最高的风险。令人惊讶的是，他们通常是 20 岁以下的人。

注⓮："护士健康研究"于 1976 年由史培瑟博士（Dr.Frank Speizer）建立，以及"护士健康研究 II"于 1989 年由威勒博士（Dr. Walter Willett）建立，是目前为止针对年长女性的健康所做的维持时间最长的流行病学研究。这个研究从 1970 年代开始，追踪了 121700 位女性护士，关注癌症和心血管疾病的危险因子。

注⓯：时间生物学（Chronobiology）是生物钟与地球的循环一致，且编码在我们细胞内的科学。人类的身体天生具有至少 100 个这种"时钟"，且与实际手表时间不相关。举例来说，昼夜节奏（Circadian rhythm）负责为数众多的激素循环，决定我们的食欲、心情、代谢，以及成长和老化的速度。

注⓰：椎关节病变是脊椎退化和两个或两个以上脊椎关节畸形。

注⓱：阿育吠陀将身体分为风型（Vata）、火型（Pita）与土型（Kapha）。土型体质的人在 3 种人当中有最强的骨骼和肌肉。

注⓲：是一种诊断方法，用来观察在身体和心灵之间是否存在不平衡。

注⓳：为了保持健康，人类的身体每天必须清除超过 300 亿个死亡、破损的细胞，以及大量的代谢废弃物。

注⑳：这个论坛称为"请教安德烈·莫瑞兹"，可在健康网站 Cur-ezone.com 上找到。这里提供了作者对数以千计的问题作出的回答，以供人们查询。

注㉑：我们从"犯错"和"行恶"当中学到的负面概念和相关经验的信念，有可能对我们的生命有益。

注㉒：每个人都拥有一个"真我"（Higher Self），以导引个人实体存在的所有最微小的细节。

注㉓：一次在印度，我患了疟疾，我的灵魂（潜意识）从我的身体中脱离，且上升。当时我完全了解发生了什么事。我对死亡并不感到恐惧，也不觉得有任何损失。我就在一种令人无法置信的清醒中，像是我可以知道任何我想知道的事。一位医生确认我的心跳已停止。

在新西兰，我昏厥过去而有了另一个类似的经验。在我回到身体并感到身体又再度活过来之前，我的心跳停止了 5 分钟。

注㉔：多型核白细胞（PMNs）是人体对抗致病细菌和病毒的防御力。

注㉕：在美国，80% 的大豆来自基因工程改造的大豆植物。

注㉖：请见作者另一著作《神奇的肝胆排石法》（*The Amazing Liver and Gallbladder Flush*）。

注㉗：例如 Kmart，Bed，Bath and Beyond，WalMart，Sears，Target，等等。

注❷⑧：一个瑞士的研究显示，摄取镁最多的妇女，得癌症的概率比摄取最少者低了 40%。而明尼苏达大学公共卫生学院（School of Public Health at the University of Minnesota）的研究人员发现，富含镁的饮食降低了肠癌的发生率。

注❷⑨：更详细的资料请见《健康与回春之秘》第十四章《维生素药片潜藏的危险》。

注 ❸⓪：费城托马斯·杰弗逊大学（Thomas Jefferson University）的研究人员发现，黑色小茴香种子油的萃取液〔已知的瑞香草醌（Thymoquinone）〕，可以医治最致命且最难治的一种癌症——胰腺癌。这种萃取液会阻碍胰脏细胞生长，且实际上增加造成细胞死亡或凋零的细胞内建功能。

注❸①：人参增加细胞的氧化作用可达 25%，这对所有种类的癌症来说，都是非常有助益的。

注❸②：最新的研究显示，女性经常喝绿茶，在其对抗结肠直肠癌和卵巢癌方面，有显著的保护效应；而每天喝 5 杯或更多绿茶（超过 14 年）的男性，其形成晚期前列腺癌的概率降低了 48%。

注❸③：日本国家癌症中心（National Cancer Center）利用灵芝进行了药理实验。他们发现它事实上是个有效的免疫系统建立者以及"癌症战士"。日本大学医学院（Janpan's University School of Medicine）在老鼠身上测试灵芝，发现在 20 天后减缓肿瘤生长率达 85%。得癌症的天竺鼠，其复原的概率超过 99%。灵芝可在很多亚洲市场及西方的健康食品店买到。灵芝的萃取物，也被称为 Reishi，也能买到。

注❸❹：甘草粉是一种强力的、具有治疗性的草药，对癌症和糖尿病都有效。它比化疗药物更能有效地摧毁癌细胞，而不会伤害或毁灭健康细胞。

注❸❺：不管男性或女性，都会产生雌激素。

注❸❻：潜在的不平衡包括雌激素的过剩，以及黄体素的不足。

注❸❼："Bob's Red Mill"牌或其他的牌子，在它们的标签上都注明了"不含铝"。

注❸❽：与健康组织相较，癌组织包含了较高浓度的有毒化合物、杀虫剂及重金属。1973 年，一项由耶路撒冷希伯来大学哈达撒医学院的职业健康系（Department of Occupational Health at Hebrew University—Hadassah Medical School）所做的研究，发现在同一名乳腺癌女性的罹癌乳房中，DDT 和 PCB 等有毒物质的浓度，明显高于正常乳房及邻近的脂肪组织。

注❸❾：虽然红花苜蓿的抗癌效应尚未得到证实，但它们仍被认为是传统的癌症草药。患有乳腺癌的女性服用红花苜蓿茶来代替水，可令癌症停止生长。把一杯苜蓿草药放入 3.8 升的开水中；浸泡 20 分钟使成分渗出，过滤后并冰镇。常温服用每天喝 6 ～ 8 杯（每杯约 230 克）。

　　注❹：这是所有主流医学治疗癌症的 5 年平均存活率。它可能会更高或更低，视癌症的种类而定。其中不包括数以百万不会致命的皮肤癌，但主流医学把它们包含在统计数字中，以大幅提高他们的成功率。

附录

肝胆排石法

每个人体内或多或少都有肝胆结实存在，但是您或许并不清楚，肝胆结石初期是在肝胆内部形成的，往往源于我们的不良生活习惯。如果有皮肤出现色斑、额头部位油脂丰富、口苦、口臭、餐后腹胀等症状，往往是肝胆结石过多的表现。肝脏是体内最重要的器官，肝胆结石是在肝胆中形成的，颗粒微小不易发现，往往也仅有 1/3 的肝胆结石患者具有疼痛症状，结石一旦形成阻塞了肝胆，很可能会导致消化系统、循环系统、呼吸系统、排尿系统、神经系统等出现异常，还有可能引发急性胆囊炎、心脏病、关节炎、糖尿病等致命疾病。

以天然水果萃取精华与营养，运用自然的经络循环方法，协助身体净化机制的运作，让失调的内在"医生"开启循环，将人体内肝脏和胆囊、胆道中的大大小小胆汁结晶与胆固醇结块，以及长期累积在身体肠道内的毒素、重金属等，大量地排出体外，这就是"肝胆排石法"。

肝胆排石的益处

1. 提高免疫力

通过肝胆排石法，能够让过敏、肥胖、肩颈、手臂与背部酸痛、各种慢性病都逐渐改善，还可以有效改善生理期疼痛，以及肤质差、过敏、代谢症候群等问题。

2. 使身体逐渐恢复自愈力

人体的自愈功能是伴随我们的隐形医生，肝脏是人体内解毒及生化反应中关键性的器官，关系到免疫及自愈。肝胆净化后，肝功能恢复正常，便可以保持身体的免疫机能与抗病机能的正常，遭遇一般疾病很快便能痊愈。

3. 脂肪代谢正常

身体经过肝胆的净化排毒后，肝功能的各项机能逐渐恢复，肝脏可以分泌更多的胆汁，让脂肪的吸收、利用与代谢逐渐恢复正常。

4. 改善生理期

生理期与荷尔蒙息息相关，荷尔蒙的制造主要由肝脏器官完成。净化排毒可以使肝脏得到调理并获得改善，从而实现荷尔蒙的正常更迭，生理期便会得到改善。

5.净化排毒与皮肤美容关系

人体毒素经由肝脏、皮肤、大肠、呼吸道器官进行排泄,其中最重要的就是肝脏器官。肝脏器官能够正常循环,毒素会更加有效地被肝脏处理、排泄,皮肤与呼吸道便不会承担过多的毒素排泄任务,皮肤会逐渐变得光泽、靓丽。实验发现,一些无法彻底根治的皮肤病,外敷用药始终治标不治本,但经过净化排毒恢复肝脏机能以后,这些症状就会逐渐消失。

6.帮助睡眠

排清肝胆结石,可以使感官更加敏锐,在有规律的排毒后,很多失眠症患者发现他们的睡眠质量相对以前有较大改善。排毒是大自然的镇静剂,它放松神经系统并消除焦虑,有助于睡眠。

自然的肝胆排石法

第 1 天至第 5 天

上午 9:00-10:00 饮用 500 毫升苹果汁,15:00-16:00 饮用 500 毫升苹果汁,需要饮用新鲜榨取的苹果汁,浓缩饮料无效,糖尿病患者可用有机苹果醋替代苹果汁。每天饮用 6 ~ 8 杯 250 毫升白开水。

饮食尽量清淡,避免食用冰冷、油炸、酒精、刺激性食物,避免食用动物性食品及乳制品。避免吃药,排石者如患有疾病务必用药,则不可以进行肝脏清洗。

第 6 天

上午 9：00-10：00 饮用 1000 毫升的苹果汁，午餐食用清淡，米饭搭配适量蔬菜为宜。13：30 后不再进食，可以适量饮水，至第 7 日中午方可进食。

傍晚 18：00 饮用泻盐水（将 5 克泻盐溶于 250 毫升温水或凉水，泻盐的主要成分是硫酸镁，与食盐有异，切勿混淆。）

傍晚 20：00 饮用泻盐水，泻盐水是将 5 克泻盐溶于 250 毫升温水。

傍晚 21：30 将 200 毫升脐橙汁、125 毫升柠檬汁、125 毫升特级初榨橄榄油摇匀混合饮用。饮用后卧床平躺，静躺至少一刻钟，然后入睡。

第 7 天

早晨空腹。

上午 6：00 饮用白开水 250 毫升（温水最佳），6：30 饮用泻盐水（将 5 克泻盐溶于 250 毫升温水或凉水），8：00 饮用泻盐水（将 5 克泻盐溶于 250 毫升温水或凉水）。上午 10：30 可以饮用果汁一杯或食用水果一份。

中午 12：00 后恢复正常饮食，在接下来的三四日内，饮食尽量清淡，食用蔬菜为宜。

建议：

1. 如在肝胆排石的过程中，排出的结石较多，可以将此法循环，以每月一次为宜。坚持按月排石，直至连续 2～3 个月未有结石排出。

2. 每 2～3 年进行一次肝胆排石即可。

3. 摘除胆囊并不能消除肝脏和胆管内结石的风险，相反摘除胆囊可能具备更大危害，消化不良等会增加肝脏负担，胰脏发炎会引发糖尿病，糖尿病是许多慢性疾病的源头。

（具体方法请参见《神奇的肝胆排石法》一书）

图书在版编目（CIP）数据

癌症不是病／（美）莫瑞兹著；皮海蒂译.—长沙：湖南人民出版社，2009.11（2022.5）

ISBN 978-7-5438-6104-6

I.①癌… II.①莫… ②皮… III.①癌—防治 IV.①R73

中国版本图书馆CIP数据核字（2009）第210331号

Cancer Is Not A Disease：It's a Healing Mechanism, 4th Edition by Andreas Moritz.

Copyright © 2005-2006 by Andreas Moritz

Published by agreement with Ener-Chi Wellness Center, LLC

Through The Yao Enterprises, LLC.

Simplified Chinese translation copyright © 2020 by Hunan People's Publishing House

ALL RIGHTS RESERVED

癌症不是病
AIZHENG BUSHI BING

著　　者：［美］安德烈·莫瑞兹

译　　者：皮海蒂

出版统筹：陈　实

监　　制：傅钦伟

责任编辑：张玉洁

责任校对：谢　喆

装帧设计：水玉银文化

出版发行：湖南人民出版社有限责任公司［http://www.hnppp.com］

地　　址：长沙市营盘东路3号　邮编：410005　电话：0731-82683313

印　　刷：湖南凌宇纸品有限公司

版　　次：2009年11月第1版　　　　　印　　次：2022年5月第14次印刷

开　　本：640 mm × 960 mm　1/16　　印　　张：19.75

字　　数：150千字

书　　号：ISBN 978-7-5438-6104-6

定　　价：79.80元

营销电话：0731-82683348（如发现印装质量问题请与出版社调换）